Kedar Saraf
Mahendra Patait
Priya Wakchaure

Psychosomatische Störungen im Zusammenhang mit der Mundhöhle

Kedar Saraf
Mahendra Patait
Priya Wakchaure

Psychosomatische Störungen im Zusammenhang mit der Mundhöhle

Zahnärztliche Sichtweise

ScienciaScripts

Imprint
Any brand names and product names mentioned in this book are subject to trademark, brand or patent protection and are trademarks or registered trademarks of their respective holders. The use of brand names, product names, common names, trade names, product descriptions etc. even without a particular marking in this work is in no way to be construed to mean that such names may be regarded as unrestricted in respect of trademark and brand protection legislation and could thus be used by anyone.

Cover image: www.ingimage.com

This book is a translation from the original published under ISBN 978-613-8-97024-8.

Publisher:
Sciencia Scripts
is a trademark of
Dodo Books Indian Ocean Ltd. and OmniScriptum S.R.L publishing group

120 High Road, East Finchley, London, N2 9ED, United Kingdom
Str. Armeneasca 28/1, office 1, Chisinau MD-2012, Republic of Moldova, Europe
Printed at: see last page
ISBN: 978-620-5-62204-9

PSYCHOSOMATISCHE STÖRUNGEN IM BEREICH DER MUNDHÖHLE

INHALT

Einführung

Gesundheit wird als "vollständiges körperliches, geistiges und soziales Wohlbefinden und nicht nur das Fehlen einer Krankheit oder eines Gebrechens" definiert.[1] William Osler sagt: "*Der Mund ist der Spiegel der* Mundhöhle"[2] , da der Mund direkt oder symbolisch mit den wichtigsten menschlichen Instinkten und Leidenschaften verbunden ist. Nach Shore ist der Unterkiefer die Brücke zwischen der Mundhöhle und dem Rest des Körpers.[3] Die vier ausgleichenden Teile des stomatognathen Systems sind die Zähne, der Zahnhalteapparat, das Kiefergelenk und das neuromuskuläre System. Wenn das Gleichgewicht zwischen diesen Strukturen in völliger Harmonie ist, führt dies zu einer physiologischen Alterung, wenn dieses Gleichgewicht gestört ist, können sich pathologische Zustände entwickeln. Die Mundschleimhaut reagiert sehr empfindlich auf psychologische Einflüsse.

Im Jahr 1818 verwendete der deutsche Psychiater Heinroth als erster den Begriff "Psychosomatik".[4] Im Jahr 1922 führte Felix Deutsch den Begriff "psychosomatische Medizin" ein. Sigmond Freud beschrieb das Grundkonzept der psychosomatischen Medizin mit dem Begriff "Konversionshysterie", bei der es sich um eine Veränderung des Ausdrucksverhaltens handelt, d. h. von einer ungelösten Emotion zu einem somatischen Symptom.[1] Jede körperliche Krankheit hat in gewisser Weise eine psychische Komponente, und wie ein Individuum darauf reagiert und damit umgeht, ist sehr unterschiedlich. Der Mund ist ein Ausdrucksorgan für bestimmte "instinktive" Gelüste und ist mit einem hohen psychologischen Potenzial aufgeladen. Bestimmte Krankheiten, die die Mundschleimhaut betreffen, können direkter oder indirekter Ausdruck von Emotionen oder Konflikten sein. Mundkrankheiten mit psychosomatischer Ätiologie sind in der Medizin seit langem bekannt, und psychische oder emotionale Faktoren können als Risikofaktoren wirken, die die Entstehung und den Verlauf von Mundschleimhauterkrankungen beeinflussen können.

Unter psychosomatischen Störungen versteht man körperliche Beschwerden, die auf psychische oder enthusiastische Verunsicherung zurückzuführen sind und bei denen sich psychische Belastungen antagonistisch auf die physiologische (somatische) Funktionsweise auswirken, so dass es zu Beschwerden kommt. Nach dem DSM-II von 1968 sind psychosomatische Störungen "psychosomatische Symptome, die durch emotionale Faktoren verursacht werden und ein einzelnes Organsystem betreffen, das in der Regel vom autonomen Nervensystem innerviert wird".[4] Die Mundhöhle kann betroffen sein, da die orale Umgebung direkt oder symbolisch mit den wichtigsten menschlichen Instinkten und Leidenschaften in Verbindung steht und mit einem hohen psychologischen Potenzial aufgeladen ist.

Psychiatrische Störungen beeinträchtigen das Verhalten und das Funktionsniveau einer Person. Der Begriff Psychosomatik leitet sich vom griechischen Wort "psyche" (Geist) und "soma" (Körper) ab. In der Antike bedeutete "Psyche" "Seele oder Geist", in jüngster Zeit wird es als Verhalten bezeichnet. Soma bezeichnet den Körper des Organismus. Psychologische Störungen, die zu funktionellen Beeinträchtigungen führen, die wiederum Zellkrankheiten und strukturelle Veränderungen verursachen.[5] Verschiedene biochemische Störungen, an denen Neurotransmitter im Gehirn beteiligt sind, können zu psychosomatischen Störungen führen.[6] Psychische Zustände wirken sich auf die Körperorgane durch ein Zusammenspiel dreier miteinander verbundener Komponenten aus: neuronal, hormonell und immunologisch.

Diese Krankheiten haben körperliche Symptome, die auf geistige oder emotionale Ursachen zurückzuführen sind. Die häufigsten sind Stress, Angst und Depression. Ein breites Spektrum psychiatrischer Störungen betrifft orale und paraorale Strukturen, die eine eindeutige psychosomatische Ursache haben, aber leider unerkannt bleiben, weil ihre Erscheinungsformen häufig und begrenzt sind.

Diese Dissertation **"Psychosomatic Disorders Pertaining To Oral Cavity" (Psychosomatische Störungen im Zusammenhang mit der Mundhöhle)** diskutiert eine überarbeitete Klassifikation der Arbeitsformen. Viele Komponenten der Dissertation befassen sich mit der Ätiologie und Diagnose, um den Kliniker zu unterstützen, und geben formell Ansätze für psychosomatische Störungen der Mundhöhle sowie deren Behandlung, Therapien und pharmakologische und nicht-pharmakologische Behandlung.

Kategorisierung

Das Diagnostic and Statistical Manual of Mental Disorders (DSM), das von der American Psychiatric Association (APA) veröffentlicht wurde, bietet eine gemeinsame Sprache und Standardkriterien für die Klassifizierung von psychischen Störungen. Zuvor hatte das DSM-IV jede psychiatrische Diagnose in fünf Dimensionen (Achsen) eingeteilt, die sich auf verschiedene Aspekte der Störung oder Behinderung bezogen:[2]

- Achse I: Alle psychologischen Diagnosekategorien außer geistiger Behinderung und Persönlichkeitsstörung
- Achse II: Persönlichkeitsstörungen und mentale Retardierung
- Achse III: Allgemeiner Gesundheitszustand; akute medizinische Zustände und körperliche Störungen
- Achse IV: Psychosoziale und umweltbedingte Faktoren, die zu der Störung beitragen
- Achse V: Global Assessment of Functioning oder Children's Global Assessment Scale für Kinder und Jugendliche unter 18 Jahren

Die Weltgesundheitsorganisation (WHO) hat in Kapitel V der Internationalen Klassifikation der Krankheiten (ICD) ein eigenes System zur Klassifizierung psychischer Störungen angeboten

Klassifizierung psychosomatischer Störungen im Zusammenhang mit der Mundhöhle[7]

Die verschiedenen Klassifizierungen der psychosomatischen Störungen der Mundhöhle, die von verschiedenen Autoren vorgeschlagen wurden, sind im Folgenden aufgeführt.

Klassifizierung psychosomatischer Störungen -

Internationale Klassifikation der Krankheiten (Icd-10; Who-1993)

Klassifizierung von psychosomatischen Störungen im Zusammenhang mit der Mundhöhle -

Mccarthy und Shklar (1980)

Bailoor und Nagesh (2001)

Überarbeitete einfache Arbeitstyp-Klassifikation für psychosomatische Störungen in der zahnärztlichen Praxis von -

Jones und Mason

Dhimole A

Shamim (2014)

Klassifizierung der psychosomatischen Störungen

Nach der Internationalen Klassifikation der Krankheiten (Icd-10; Who-1993)[1]

A. Psychosomatische Störungen werden grob danach eingeteilt, ob ein Gewebeschaden vorliegt oder nicht -

- Psychische Störung, die auf psychische Faktoren zurückzuführen ist -
  - Es beschreibt eine Vielzahl von körperlichen Symptomen oder Arten von psychischen Fehlfunktionen psychischen Ursprungs, die keine Gewebeschäden beinhalten und in der Regel über das autonome Nervensystem (ANS) vermittelt werden.
  - z. B. Atemstörungen wie Hyperventilation und psychogener Husten, Herz-Kreislauf-Störungen wie Herzneurosen und Hauterkrankungen wie Pruritus

- Psychische Störungen oder psychische Faktoren -
  - Es handelt sich um eine Art, die bei der Entstehung bestimmter körperlicher Zustände, die in der Regel mit Gewebeschäden einhergehen, eine wichtige Rolle gespielt haben könnte
  - z. B. psychogene Erkrankungen wie Asthma, Dermatitis, Ekzeme, Magengeschwüre, Schleimhautentzündungen, Colitis ulcerosa und Urtikaria

B. Nach Zegarelli et al. (1978) -

- Psychoneurotische Störungen
- Psychophysiologische Störungen
- Persönlichkeitsstörung
- Psychotische Störung

Klassifizierung psychosomatischer Störungen im Zusammenhang mit der Mundhöhle

Nach Mccarthy und Shklar (1980)[7]

1. Orale psychosomatische Krankheit -

- Lichen planus
- Apthöse Stomatitis
- Glossitis und Stomatitis areatamigrans

2. Mundkrankheiten, bei denen psychologische Faktoren eine gewisse ätiologische Rolle spielen können -

- Erythema multiforme
- Schleimhaut-Pemphigoid
- Chronische Parodontalerkrankungen

3. Orale Infektionen, bei denen emotionaler Stress als prädisponierender Faktor wirkt -

- Wiederkehrender Herpes labialis
- Nekrotisierende Gingivitis

4. Mundkrankheiten, die durch neurotische Gewohnheiten hervorgerufen werden -

- Leukoplakie
- Beißen auf die Mundschleimhaut (Selbstverstümmelung)
- Physikalische/mechanische Reizung
- Durch Bruxismus verursachte Zahn-/Parodontalerkrankungen

5. Neurotische orale Symptome -

- Glossodynie (Glossopyrosis)
- Dysgeusie
- Schmerzen der Schleimhäute

Nach Bailoor und Nagesh (2001)[7]

1. Schmerzbedingte Störungen -

- Myofaziales Schmerzdysfunktion-Syndrom
- Atypische Schmerzen im Gesicht

2. Störungen im Zusammenhang mit verändertem Mundgefühl -

- Syndrom des brennenden Mundes
- Idiopathische Xerostomie
- Idiopathische Dysguesie

3. Sonstiges -

- Oraler Lichen planus
- Rezidivierende apthöse Geschwüre
- Psoriasis
- Erythema multiforme
- Cancerophobie
- Akute nekrotisierende ulzerative Gingivitis
- Magersucht (Anorexia nervosa)
- Bruxismus

Vorschlag für eine überarbeitete einfache Klassifikation der Arbeitstypen für psychosomatische Störungen in der zahnärztlichen Praxis

Nach Angaben von Jones und Mason[4]

I. Psychopathologie und Persönlichkeitsstörungen -

A. NEUROSIS

- Ängstliche Zustände
- Phobische Zustände
- Besessenheit Staaten
- Hysterische Neurose
- Depressive Neurose
- Neurasthenie

- Hypochondrische Neurose

B. PSYCHOSIS

- Affektive Psychose
- Schizophrenie
- Paranoide Zustände

II. Persönlichkeitsstörungen -

- Paranoid
- Affektiv
- Schizoid
- Explosiv
- Anankastic
- Hysterisch
- Antisoziale

III. Psychosomatische Störungen -

A. Schmerz

- Arthomyalgie im Gesicht
- Atypische Gesichtsneuralgie
- Atypische Odontalgie
- Psychotischer Schmerz

B. Empfindungsstörungen im Mund- und Gesichtsbereich

- Orale Dysästhesie
- Geschmacksstörung und Speichelfluss
- Gesichtsanästhesie

C. Unerträgliche Schmerzen und Dysästhesie

IV. Somatopsychiatrische Probleme -

A Orale Ulzeration -

- Aphthöse Geschwüre
- Stomatitis artefacta

B. Wiederkehrende Subluxation

C. Anhaltender Trismus

Klassifizierung nach Dhimole A[7]

A. Schmerzbedingte Störungen -

- Myofasziales Schmerzdysfunktion-Syndrom (MPDS)
- Atypische Schmerzen im Gesicht
- Atypischer odontogener Schmerz
- Phantomschmerzen II

B. Störungen im Zusammenhang mit verändertem Mundgefühl -

- Syndrom des brennenden Mundes
- Idiopathische Xerostomie
- Idiopathische Dysgeusie
- Glossodynie
- Glossopyrosis

C. **Störungen, die durch neurotische Gewohnheiten verursacht werden -**

- Durch Bruxismus verursachte Zahn- und Parodontalerkrankungen
- Beißen auf die Mundschleimhaut (Selbstverstümmelung)

D. Autoimmunkrankheiten -

- Oraler Lichen planus
- Rezidivierende aphthöse Stomatitis
- Psoriasis
- Schleimhaut-Pemphigoid
- Erythema multiformes

E. Verschiedene Störungen -

- Wiederkehrender Herpes labialis
- Nekrotisierende ulzerative Gingivostomatitis
- Chronische Parodontalerkrankungen

- Cancerophobie

Shamim (2014)[7]

A. Schmerzbedingte Störungen -

- Myofasziales Schmerzdysfunktion-Syndrom (MPDS)
- Atypische Schmerzen im Gesicht
- Atypischer odontogener Schmerz
- Phantomschmerzen

B. Störungen im Zusammenhang mit verändertem Mundgefühl -

- Syndrom des brennenden Mundes
- Idiopathische Xerostomie
- Idiopathische Dysgeusie
- Glossodynie
- Glossopyrosis

C. Durch neurotische Gewohnheiten verursachte Störungen -

- Durch Bruxismus verursachte Zahn- und Parodontalerkrankungen
- Beißen auf die Mundschleimhaut (Selbstverstümmelung)

D. Autoimmunerkrankungen -

- Oraler Lichen planus
- Psoriasis
- Schleimhaut-Pemphigoid
- Erythema multiforme

E. Störung, die durch eine veränderte Wahrnehmung der Form und Funktion des Gebisses verursacht wird -

- Körperdysmorphe Störung

F. Verschiedene Störungen -

- Wiederkehrender Herpes labialis
- Nekrotisierende ulzerative Gingivostomatitis

- Chronische Parodontalerkrankungen
- Cancerophobie
- Wahnhafte Halitosis

1.1 Myofasziales Schmerzdysfunktion-Syndrom (MPDS)

Einleitung:

Craniomandibuläre Störungen (CMD) sind eine Kombination von Symptomen, die Schmerzen, Empfindlichkeit und Funktionsstörungen des Kiefergelenks, des Mundes und der okklusalen Kontakte, der Halswirbelsäule und der Kaumuskeln umfassen können. MPDS (Myofasziales Schmerzdysfunktion-Syndrom) ist die häufigste Form der Kiefergelenksbeschwerden.[8]

- **Costen-Syndrom (1934)** - beschrieb eine Anomalie im Zusammenhang mit dem Ohr und der Kieferhöhle, die mit dem Kiefergelenk (TMJ) in Verbindung gebracht wurde
- **Travell und Rinzler (1952)** - Schmerzhafte Bereiche in den Muskeln, die als "Triggerbereiche" bezeichnet werden, wurden beschrieben. Sie wiesen auf die Existenz von Syndromen hin, die mit Triggerbereichen in den Muskeln verbunden sind und mit Schmerzen, Spasmen, Empfindlichkeit und Dysfunktion einhergehen.
- **Shore (1959)** - führte den Begriff "Temporomandibular Joint Dysfunction Syndrome" ein.
- **Laskin (1969)** - schlug eine überarbeitete Faktorentheorie des Kiefergelenkschmerzsyndroms von Schwartz vor. Er war der Ansicht, dass die Muskelermüdung die häufigste Ursache für derartige Spasmen sei. Um die Rolle der Muskeln zu betonen, schlug Laskin den Begriff "Myofasziales Schmerzdysfunktionssyndrom" vor, der den Zustand besser beschreibt als "Temporomandibuläres Schmerzdysfunktionssyndrom". Es wurde von Janet Travell und später von David Simons klinisch definiert.
- **International Association for the Study of Pain** - Das myofasziale Schmerzsyndrom ist eine Erkrankung, die durch Schmerzen und Funktionsstörungen der Kaumuskulatur und der damit verbundenen Muskeln gekennzeichnet ist.[9]

MPDS wird definiert als "eine Entität, die durch regionale Schmerzen gekennzeichnet ist, die von hyperreizbaren Stellen innerhalb gespannter Skelettmuskelbänder ausgehen, die als myofasziale Triggerpunkte (MTrPs) bekannt sind. Die American Academy of

Craniomandibular Disorders ordnete MPDS unter den kraniomandibulären Störungen nichtorganischen (funktionellen) Ursprungs ein."[10] Tatsächlich handelt es sich um eine psychologische Störung, die die Kaumuskeln betrifft und zu Schmerzeinschränkungen bei der Kieferbewegung, Knackgeräuschen, Kieferdeviation und Empfindlichkeit bei der Berührung eines oder mehrerer Kaumuskeln oder ihrer Sehnen führt.[11]

Epidemiologie:

MPDS hat eine Lebenszeitprävalenz von 85 % in der Allgemeinbevölkerung. Es tritt am häufigsten bei jungen, unverheirateten Frauen auf (Verhältnis verheiratet zu unverheiratet 1:2), und das Verhältnis zwischen Frauen und Männern beträgt 3:1. Es tritt häufig im Alter zwischen 15 und 35 Jahren auf, beginnt im Teenageralter und setzt sich bis ins mittlere Alter fort. Die Inzidenz von MPDS kann bei Frauen bis zu 54 % und bei Männern bis zu 45 % betragen, obwohl die Prävalenz von TrPs 25 % nicht übersteigt.[8]

Als Erklärung für das Übergewicht der Frauen stimmen die Autoren dem Konzept zu, dass Frauen gesundheitsbewusster sind und eher als Männer ärztliche und zahnärztliche Hilfe in Anspruch nehmen. Es wird auch vermutet, dass Frauen in hohem Maße psychosomatisch erkrankt sind, dass Frauen weniger schmerzempfindlich sind und dass Frauen Lebensereignisse als stressiger empfinden als Männer.[9]

Ätiologie:

MPDS hat eine multifaktorielle Ätiologie[12] -

1. Trauma -
    - Makrotraumata - Prellungen, Verstauchungen und Zerrungen, die zu einem akuten MPDS führen können
    - Mikrotraumata - Sie setzen langsamer ein; chronische wiederholte Überlastung oder weitere Überbeanspruchung der Muskeln kann zu Ermüdung führen
2. Mechanisch -
    - Interne Faktoren - Fehlhaltungen
    - Externe Faktoren - schlechte Ergonomie, insbesondere am Arbeitsplatz

3. Degenerativ - altersbedingte Degeneration von Knochen und Gelenken, Verlust der myofaszialen Flexibilität und Arthritis
4. Kompression von Nervenwurzeln - was zu Reizungen und Sensibilisierung des Wirbelsäulensegments führen kann
5. Zahnärztliche Ursachen - okklusale Disharmonie
6. Defekter Zahnersatz
7. Zahnextraktion

Nach Angaben von Okeson[13] -

Direktes oder indirektes Trauma des Muskels

1. Direkt traumatisch -
- Direkter Schlag auf den Kiefer
- Zu weites oder zu langes Öffnen des Mundes In manchen Fällen
2. Indirektes Trauma -
- Peitschenhieb-Typ
- Lokale Infektion und Trauma, die zu Myositis führen
- Berufsbedingte Verletzungen und Verletzungen durch wiederholte Belastung
- Schlafstörung und nächtliche Gewohnheiten
- Parafunktionelle Gewohnheiten, die zu Spannungen in der Mundhöhle führen, z. B. Zähneknirschen, Kieferpressen

Pathophysiologie:

MPDS resultiert aus dem Zusammenspiel einer ununterbrochenen Kette von ätiologischen Faktoren, die Lermank als vereinheitlichendes Konzept vorgeschlagen hat. Die psychologischen Faktoren führen zu einer allgemeinen Zunahme der Kaumuskelaktivität, während andere Faktoren wie okklusale und anatomische Faktoren zu einer selektiven Zunahme der Muskelaktivität führen (Flussdiagramm 1)[11]

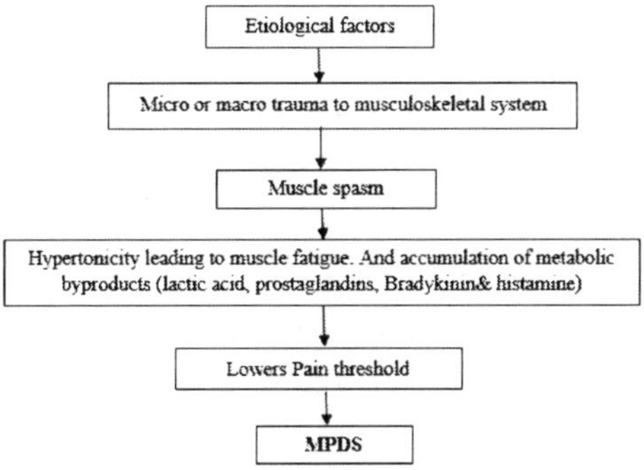

Flussdiagramm 1. Lermank Pathophysiologie

Myofasziale Triggerpunkte erfordern einen sich selbst erhaltenden positiven Feed-Forward-Prozess. Die integrierte Hypothese für myofasziale Triggerpunkte bietet eine Erklärung für die von Simons vorgestellten Punkte. Es handelt sich um eine sechsgliedrige Kette, die mit der abnormalen Freisetzung von Acetylcholin beginnt, die eine erhöhte Spannung der Muskelfasern verursacht, die als das gespannte Band in einem myofaszialen Triggerpunkt zu sehen ist. Dieses gespannte Band verengt den Blutfluss, was zu einer lokalen Hypoxie führt. Der verringerte Sauerstoffgehalt stört den mitochondrialen Energiestoffwechsel, was zu einer Verringerung des ATP und zu einer Belastung des Gewebes sowie zur Freisetzung von sensibilisierenden Substanzen führt.

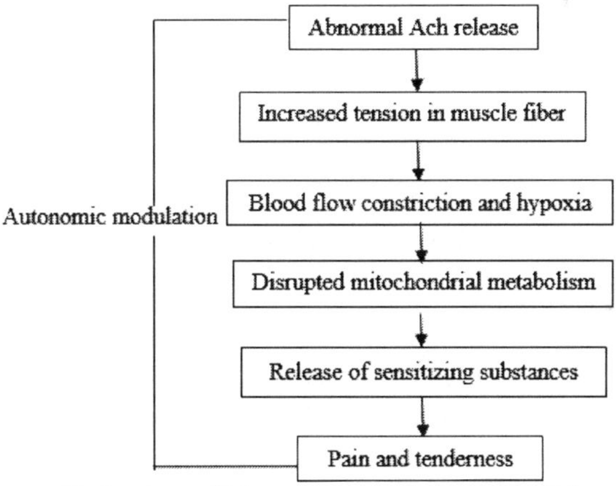

Die Aktivierung von Nozizeptoren (Schmerzrezeptoren) verursacht Schmerzen und führt auch zu einer autonomen Modulation, die die anormale Acetylcholinfreisetzung potenziert (Flussdiagramm 2)[11]

Flussdiagramm 2. Pathophysiologie des MPDS nach Simons

Eines der wichtigsten charakteristischen Merkmale des MPDS ist die Entstehung von Triggerpunkten. Triggerpunkte sind kleine, empfindliche Bereiche, die Schmerzen in der entfernten Region, der so genannten "Referenzschmerzzone", verursachen, die durch Druck, Bewegung, Luftdruckveränderung und Anspannung (körperlich oder emotional) aktiviert werden. "Tender Spots" (TS) sind in der Nähe des Punktes lokalisiert, während sich der Triggerpunktschmerz auf einen weit entfernten Bereich bezieht. Die Behandlung von Triggerpunkten und TS ist jedoch genau die gleiche.

Klinische Merkmale:

- **Schmerz -**

Die mit MPDS verbundenen Schmerzen sind in der Regel einseitig, können aber auch beidseitig sein. Die Qualität oder der Charakter des Schmerzes, über den der Patient berichtet, fällt meist in drei grobe Kategorien:[10]

1. Ein dumpfer, schmerzender Schmerz,

2. Ein scharfer, stechender Schmerz (Brennen),

3. Ein ziehendes Gefühl.

Patienten mit einem myofaszialen Schmerzsyndrom zeigen in der Regel schützende Gewohnheiten oder Reflexe, um die Aktivierung des Schmerzes zu vermeiden.

- **Zärtlichkeit -**

Er tritt über dem betroffenen Kiefergelenk bei normalen Öffnungs- und Schließbewegungen auf und lässt sich am besten dadurch hervorrufen, dass man die Finger des Untersuchers an den posterosuperioren Aspekt beider Kondylen legt und während der Exkursion Druck nach anterior ausübt. Er tritt häufiger über dem Kondylus, oberhalb des Tuberculum maxillareum, im Winkel des Unterkiefers und des Schläfenbeins auf.

- **Klickende oder knackende Geräusche im Kiefergelenk -**

Sie sind häufig und werden als Klicken, Knacken oder Krepitieren beschrieben. Sie sind in der Regel beidseitig. Es kann an jedem Punkt der Kieferbewegung auftreten, und es können mehrere Knackgeräusche vorhanden sein. Es kann hörbar, tastbar oder beides sein und wird in der Regel durch einfaches Abtasten direkt über dem Kondylarkopf während der Öffnungsbewegung festgestellt. Der Crepitus wird mit Perforationen der Bandscheibe in Verbindung gebracht, auf die in der Regel eine osteoarthritische Veränderung an der Kondylenoberfläche folgt, gefolgt von ähnlichen knöchernen Veränderungen an der gegenüberliegenden Oberfläche der Fossa.

- **Abweichung des Kiefers -**

bei der normalen Öffnungsbewegung in Richtung der betroffenen Seite. Es handelt sich um einen häufigen Befund, da Muskelkrämpfe häufig mit einer Gelenkdysfunktion einhergehen und als solche zu den Schmerzen beitragen. Dies schränkt die Bewegung des Kondylus ein und beeinträchtigt die Vorwärtsgleitbewegung oder hebt sie ganz auf, so dass nur noch eine einfache Scharnierbewegung übrig bleibt, wobei der Kondylus in der Fossa verbleibt.

Die Anzeichen und Symptome von myofaszialen Schmerzen werden häufig von anderen pathologischen Zuständen und Problemen begleitet, wie z. B.:

1. Neurologisch: Kribbeln, Taubheit, verschwommenes Sehen und übermäßiger Tränenfluss
2. Gastrointestinal: Übelkeit, Verstopfung und Verdauungsstörungen
3. Muskuloskelettale Beschwerden: Müdigkeit, Verspannungen, steife Gelenke und Muskelzuckungen

4. Otologische Symptome: Tinnitus, Ohrenschmerzen und vermindertes Hörvermögen
5. Andere Symptome: Kratzen, empfindliche Zähne, vermehrter Speichelfluss, vermehrtes Schwitzen und Hautrötung

- **Laskins diagnostische Kreterien für MPDS:**

Es gibt vier charakteristische Zeichen von MPDS, die von Laskin angegeben werden:[13]

1. Einseitiger / beidseitiger Schmerz in der präaurikulären Region, der sich häufig beim Aufwachen verschlimmert.
2. Zärtlichkeit eines oder mehrerer Kaumuskeln beim Abtasten.
3. Einschränkung oder Abweichung des Unterkiefers beim Öffnen.
4. Klickende und knackende Geräusche im Kiefergelenk

Laskin betonte außerdem, dass neben den oben genannten positiven Anzeichen die folgenden Anzeichen nicht vorhanden sein müssen:

1. Es sollten keine klinischen, radiologischen oder biochemischen Hinweise auf organische Veränderungen im Kiefergelenk vorliegen.
2. Bei der Palpation über den äußeren Gehörgang sollte kein Druckschmerz vorhanden sein.

Die Diagnose:

- **Hauptbeschwerde -**

Bezogen auf den Schmerz: Datum des Auftretens, Ort, ein- oder beidseitige Häufigkeit, Dauer, Qualität, Auslöser und Faktoren, die den Schmerz lindern

Nicht im Zusammenhang mit Schmerzen: Datum des Auftretens, Ort, ein- oder beidseitig, Häufigkeit, Dauer und Qualität

- **Krankengeschichte -**

Ausschluss ätiologischer Faktoren (kardiovaskuläre, neurologische, arthritische oder systemische Erkrankungen, hormonelles Ungleichgewicht, Nebenwirkungen von Arzneimitteln, lokale Pathologie der Hals-, Nasen-, Ohrmuscheln, Nasennebenhöhlen und der Halswirbelsäule) und Auswertung der ärztlichen Beratungsdaten

- **Zahnärztliche Geschichte -**

Bewertung früherer zahnärztlicher Erfahrungen, früherer Kiefergelenkbehandlungen, Schmerzen in bestimmten Zähnen, andere orale Symptome als Schmerzen: Bruxismus, Muskelermüdung, Zahnfleischbluten und Gesichtsschwellungen

- **Persönliche Anamnese und psychologische Beurteilung -**

Familienstand (früher und heute), Kinder, Schwiegereltern, Eltern, Krankheiten in der Familie, Arbeitsgewohnheiten und -umgebung, Arbeitsweg, Schlafgewohnheiten, Magen-Darm-Geschichte - Geschwüre, Kolitis, nervöser Magen usw. Die Diagnose von myofaszialen Schmerzen stützt sich hauptsächlich auf die Anamnese und die klinische Untersuchung. Anhand der Anamnese werden Informationen über Art, Intensität, Dauer, Häufigkeit und Ort des Schmerzes sowie über lindernde oder verstärkende Faktoren gesammelt [Tabelle 1].[10]

Erschwerende Faktoren	Moderierende Faktoren
Überbeanspruchung der Muskulatur	Rest
Aktives Dehnen	Passives Dehnen
Druck auf TrP	Spezifische myofasziale Therapie
Verlängerte Muskelkontraktion	Nichtisometrische -Kontraktionsaktivität
Erkältung, Feuchtigkeit, virale Infektionen, Verspannungen	Lokale Erwärmung von TrP

Tabelle 1. Faktoren, die schmerzhafte Symptome von TrPs verstärken oder verringern

Der wesentliche Teil der klinischen Untersuchung besteht darin, die TrPs durch manuelle Palpation der Hals- und Gesichtsmuskulatur zu lokalisieren. Ein gesunder Muskel ruft beim Abtasten keine Empfindlichkeit oder Schmerzen hervor. Berichtet ein Patient über Beschwerden bei der Palpation eines bestimmten Muskels, kann daraus geschlossen werden, dass das Muskelgewebe entweder durch ein Trauma oder durch Ermüdung geschädigt wurde. Die Palpation des Muskels erfolgt hauptsächlich mit der Tastfläche des Mittelfingers, wobei Zeige- und Zeigefinger die angrenzenden Bereiche prüfen. Auf die bezeichneten Muskeln wird sanfter, aber fester Druck ausgeübt, wobei die Finger das angrenzende Gewebe in einer kleinen kreisförmigen Bewegung zusammendrücken. Ein einziger fester Druck von 1 oder 2 Sekunden Dauer ist in der Regel besser als mehrere leichte Stöße. Während des Abtastens wird der Patient gefragt, ob es weh tut oder ob er sich nur unwohl fühlt.

Der Grad des Unbehagens wird ermittelt und in einer von vier Kategorien erfasst (Jeffrey P. Okeson)[9] -

0. Keine vom Patienten angegebenen Schmerzen oder Empfindlichkeiten
1. Der Patient gibt an, dass die Abtastung unangenehm ist (Empfindlichkeit oder Schmerzen)
2. Der Patient verspürt ein deutliches Unbehagen Schmerz
3. Der Patient weicht aus, tränt die Augen oder äußert den Wunsch, den Bereich nicht mehr abzutasten

Differentialdiagnose:

Die verschiedenen Erkrankungen, die zur Differentialdiagnose des MPDS gehören, können wie folgt kategorisiert werden:[10]

1. **Nicht-artikuläre Erkrankungen, die das MPD-Syndrom imitieren:** Pulpitis, Perikoronitis, Otitis media, Parotitis, Sinusitis, Trigeminusneuralgie, atypische (vaskuläre) Neuralgie, temporale Arthritis, Trotter-Syndrom und Eagle-Syndrom

2. **Nicht artikuläre Erkrankungen, die zu einer Einschränkung der Unterkieferbewegung führen**: Odontogene Infektion, nichtodontogene Infektion, Myositis, Myositis ossificans, Neoplasie, Sklerodermie, Hysterie, Tetanus, extrapyramidale Reaktion, Depression des Jochbogens und Osteochondrom

3. **Differentialdiagnose von Kiefergelenkerkrankungen:** Agenesie, Kondylenhypoplasie, Kondylenhyperplasie, Neoplasie, infektiöse Arthritis, rheumatoide Arthritis, traumatische Arthritis, degenerative Arthritis, Ankylose und interne Bandscheibenstörung.

Nachforschungen:

- **Labor -**

Bei Verdacht auf eine Infektion ist ein vollständiges Blutbild zu erstellen, um Rheumafaktoren, ESR, antinukleäre Antikörper und andere spezifische Antikörper festzustellen. Die Harnsäure sollte auf Gicht untersucht werden.[14]

- **Radiographie -**

Die Röntgenuntersuchung ist erforderlich, um begleitende Pathologien des Kiefergelenks auszuschließen[13] -

1. OPG - Schnittbild
2. Transpharyngeale Ansicht
3. Transkranielle Ansicht
4. MRT - die geeignetste Untersuchung zur Beurteilung der inneren Weichteilpathologien des Gelenks

Neueste Diagnosemethoden -

1. Kiefergelenk-Arthrographie
2. CT-Scan und MRI
3. Knochenszintigramm - Kernspintomographie

Ultraschall, Elektromyographie, Algometrie und Thermographie sind einige der ergänzenden Tests

Behandlung:

1. Nicht-chirurgische Behandlung

2. Chirurgisches Management

1. Nicht-chirurgische Behandlung: [15]

I. Initialtherapie: Sie zielt darauf ab, das Gelenk wieder in seinen normalen, gesunden Zustand zu bringen.

a. Beruhigung: Die einfachste Form des Managements, die darin besteht, den Patienten über die Art und die Prognose der Erkrankung aufzuklären. Dem Patienten muss versichert werden, dass es sich nicht um eine ernsthafte Erkrankung handelt.

b. Ernährung: Der Verzicht auf harte Nahrung hilft, die Belastung der Gelenke zu verringern und die hypertonen Kiefermuskeln zu entspannen. Meistens wird eine weiche Ernährung empfohlen. Travell und Simons empfahlen eine vitamin- und mineralstoffreiche Ernährung zur Vorbeugung von Trips.

c. Ausruhen: Der Patient sollte für den Zusammenhang zwischen Stress und Muskelverspannung sensibilisiert werden. Die Ruhe des Kiefers ist möglich, indem der Patient auf seine unbewussten Haltungs-, Schluck-, Beiß- oder Knirschgewohnheiten aufmerksam gemacht wird.

d. Thermotherapie: Sie nutzt Wärme als Hauptmechanismus und basiert auf dem Prinzip, dass Wärme die Durchblutung des behandelten Bereichs erhöht. Feuchte Wärme ist wirksamer als trockene Wärme. Oberflächenwärme wird angewendet, indem ein heißes, feuchtes Handtuch, ein Hydrokollator oder ein elektrisches Heizkissen auf den symptomatischen Bereich gelegt wird. Eine Wärmflasche über dem Handtuch hilft, die Wärme aufrechtzuerhalten. Diese Kombination sollte 10 bis 15 Minuten lang auf dem Körper verbleiben.

II. Unterstützende Therapie: Sie ist geeignet, die Symptome des Patienten zu verändern und hat in der Regel keinen Einfluss auf die Ätiologie der Erkrankung. [15]

Zwei Subtypen der unterstützenden Therapie:

A. Diejenigen, die auf die Linderung von Schmerzen abzielen -

a. Pharmakologische Therapie

b. Physikalische Therapie

B. Diejenigen, die auf die Linderung von Funktionsstörungen abzielen -

A. Zur Linderung von Schmerzen -

a. Pharmakologische Therapie -

i. **Analgetika:** Opioid-Analgetika bewirken eine Schmerzlinderung mit einer Depression des zentralen Nervensystems, die zu Schlaf führt, während Nicht-Opioid-Analgetika nicht mit den Rezeptoren interagieren und die Schmerzen ohne Depression des zentralen Nervensystems lindern. Die verschiedenen verwendeten Analgetika sind Morphin, Pethidin, Codein, Pentazocin, Salicylate und Paracetamol.

ii. **Entzündungshemmende Wirkstoffe:** Unterbrechen den Entzündungsprozess, indem sie die Freisetzung von Arachidonsäure verhindern. Häufig verwendet werden Salizylate (Aspirin), Propionsäure (Ibuprofen), Essigsäure (Indomethacin), Fenaminsäure (Mefenaminsäure), Pyrazolone (Phenylbutazon), Oxicam (Piroxicam) und Aryl-Essigsäure-Derivate (Diclofenac-Natrium). Die chronische Verabreichung von Steroiden gilt als erhebliches Risiko für Patienten mit einem MPDS, da sie den Gelenkkopf für destruktive Veränderungen prädisponieren kann, indem sie seine Fähigkeit, Belastungen standzuhalten, verringert.

iii. **Anxiolytische Wirkstoffe:** Beruhigungsmittel beseitigen den Stress nicht, sondern verändern die Stresswahrnehmung des Patienten. Die am häufigsten verwendeten Benzodiazepine sind Alprazolam, Diazepam, Lorazepam und Oxazepam.

iv. **Lokalanästhetika:** Sie werden aus zwei Gründen eingesetzt: Erstens wird der unmittelbare Schmerz beseitigt, so dass der Muskel völlig schmerzfrei gedehnt werden kann. Zweitens haben sie eine diagnostische Funktion, da nicht nur der lokale Schmerz, sondern auch der weitergeleitete Schmerz beseitigt wird und der Arzt so wertvolle Informationen über die Quelle des weitergeleiteten Schmerzes gewinnen kann. Sie können topisch in Form von Lösungen, Sprays, Salben und Lutschtabletten angewendet oder mit oder ohne gefäßverengende Mittel injiziert werden. Die gebräuchlichsten Medikamente sind 2 % Lidocain und 3 % Mepivacain (Carbocain). Für Muskelinjektionen sollte eine Lösung ohne gefäßverengendes Mittel verwendet werden. Bupivacsin ist kontraindiziert, da es Nebenwirkungen wie Myotoxizität verursacht.

v. **Muskelrelaxantien:** Häufig verwendet werden Carisoprodol, Chlorzoxazon, Meprobamat, Methocarbamol und Cyclobenzaprin.

vi. **Pflanzliche Arzneimittel:** 50 % der Patienten mit langfristigen Schmerzen des

Bewegungsapparats nehmen pflanzliche Arzneimittel ein. Zu den empfohlenen Medikamenten gehören Lavendel, Melisse, Rosmarin, Kava Kava, Skullcap, Passionsblume, Rose und Baldrian

b. Physikalische Therapie -

Sie stellt eine Gruppe von unterstützenden Maßnahmen dar, die in der Regel in Verbindung mit einer endgültigen Behandlung durchgeführt werden. Die Massage ist die von den Patienten am häufigsten in Anspruch genommene Therapie und gehört zu den zufriedenstellendsten und hilfreichsten Therapien. Die meisten physikalischen Therapien lassen sich in eine der folgenden Kategorien einordnen Die sensorische Stimulation kann unterteilt werden in -

i. Kutane Stimulationstherapie
ii. Elektrische Stimulationstherapie

i. Kutane Stimulationstherapie: Die Wirkung tritt durch die Stimulierung der dick myelinisierten kutanen Afferenzen, vor allem der A-Beta-Neuronen, ein.

Oberflächliche Massage: Eine Massage mit einer stimulierenden Substanz wie Alkohol oder Mentholsalbe ist wirksamer als Wärme allein.

Stimulationsmassage: Es handelt sich um eine spezielle Stimulationsmassage, die langsam und tief angewendet wird. Die Haut wird eingefettet und die Finger werden auf das distale Ende des Muskels gelegt und gleiten dann langsam entlang der Muskellänge in Richtung Triggerpunkt. Wenn der Druck zunimmt, entsteht am TrP eine knotige Obstruktion. Die Unebenheiten am TrP werden bei den wiederholten Streichungen allmählich reduziert. Dies hilft, den TrP zu inaktivieren, so dass er nicht mehr empfindlich ist und keine Schmerzen mehr auslöst.

Eis-Massage: Kälteanwendung ist wirksam, weil sie die großen A-Delta-Nervenfasern (temperaturempfindlich) stimuliert, die den Schmerzeingang von den kleinen C-Fasern hemmen. Die Kälteanwendung kann in Form von Eis oder wiederverwendbaren Kältepackungen erfolgen.

Periostale Therapie: Hierbei handelt es sich um eine rhythmische Massagetechnik, die auf die Knochenvorsprünge des Körpers angewendet wird. Die Druckwellen werden 2-4 Minuten lang angewendet; jede Halbwelle mit zunehmendem oder abnehmendem

Druck dauert 4-10 Sekunden. Der Druck des Fingers, des Daumens oder des Fingerknöchels wird auf die Knochenhaut in der Nähe der schmerzhaften Stellen ausgeübt. Der Druck wird in Kreisen mit einem Durchmesser von 5 mm ausgeübt. Die Druckmassage schreitet von der Peripherie zum Zentrum der Periostempfindlichkeit fort. Es wird angenommen, dass der Mechanismus der Schmerzlinderung auf vasomotorische Reflexänderungen zurückzuführen ist.

Muskelinjektionen und Triggerpunkte: Es wird angenommen, dass die Injektion von Triggerpunkten Muskelschmerzen und Kontrakturen durch mehrere Mechanismen reduziert. Die Nadel kann kontraktile Elemente oder neurale Rückkopplungsschleifen, die die Dysfunktion aufrechterhalten, mechanisch unterbrechen. Die lokale Vasodilatation, die aus der Injektion eines Lokalanästhetikums resultiert, kann die Durchblutung erhöhen und dazu beitragen, eine lokale Ansammlung von schmerzverursachenden Stoffwechselprodukten zu entfernen.

Trockenes Needling: Die Nadel kann durch Freisetzung von intrazellulärem Kalium wirken, das wiederum die Nervenleitung vorübergehend blockiert. Die Nadel kann dazu dienen, faserige Verklebungen aufzulösen.

Hydrotherapie: Es handelt sich um eine weitere Form der Hautstimulation, insbesondere bei Nacken- und Rückenschmerzen muskulären Ursprungs und therapeutischer Wirkung, die eine erhebliche Erleichterung bringt.

ii. Elektrische Stimulationstherapie: Unterteilt in zwei Arten -

Elektrogalvanische Stimulation (EGC) -
Transkutane Stimulation -

Elektrogalvanische Stimulation (EGS): Sie beruht auf dem Prinzip, dass die elektrische Stimulation eines Muskels zu dessen Kontraktion führt. Ein rhythmischer elektrischer Impuls wird an den Muskel angelegt, was zu wiederholten unwillkürlichen Kontraktionen und Entspannungen führt. Dadurch werden Myospasmen aufgelöst und die Durchblutung der Muskeln erhöht. Beide Effekte führen zu einer Verringerung der Schmerzen im geschädigten Muskelgewebe.

Transkutane Stimulation (TENS): Dabei wird ein elektrischer Strom verwendet, der auf die Haut aufgetragen wird, um Schmerzen zu lindern. Die Wirksamkeit wird durch die Stimulierung der großen peripheren A-Delta-Nervenfasern mit dem TENS-Gerät erreicht, wodurch das "Tor" geschlossen und der Schmerzeingang von kleinen C-Fasern verhindert wird.

Akupunktur: Diese Technik der Schmerzmodulation, die Akupunktur, nutzt das körpereigene antinozizeptive System, um das Schmerzniveau zu senken. Die Stimulation bestimmter Bereiche (Akupunkturpunkte) scheint die Freisetzung von Endorphinen zu bewirken, die schmerzhafte Empfindungen reduzieren, indem sie die afferenten Interneuronen mit unterschwelligen Reizen überfluten. Diese blockieren wirksam die Übertragung von schädlichen Impulsen und verringern so die Schmerzempfindung.

Ultraschall: Hierbei handelt es sich um eine Technik, bei der elektrische Energie in Schallwellen umgewandelt wird, wodurch tief im Gewebe Wärme erzeugt und die Stoffwechselaktivität verändert wird.

Light amplification by stimulated emission of radiation" (LASER): Die Low-Level-Lasertherapie (LLLT) ist eine wichtige konservative Behandlung des MPDS. Als Lasergerät kann eine Gallium-Aluminium-Arsenid-Diode mit einer Wellenlänge von 810 nm und einem kontinuierlichen Ausgangsstrahl von 0,5 W Spitzenleistung mit einer Spotgröße von 5 mm verwendet werden. Die Sonde wird senkrecht mit leichtem Druck auf den zu behandelnden Muskel gehalten, und zwar im Dauermodus und in Kontakt mit leichtem Druck auf die zu Beginn der Behandlung diagnostizierten schmerzhaften Punkte für 60 Sekunden. Es können 12 Sitzungen über einen Zeitraum von 4 Wochen durchgeführt werden. [13]

B. Ausgerichtet auf die Beseitigung von Dysfunktionen -

i.Restriktiver Gebrauch: Schmerzhafte Bewegungen sollten vermieden werden, um eine weitere Schädigung der umliegenden Strukturen zu verhindern. Der Patient wird gebeten, weiche Nahrung zu sich zu nehmen und langsam zu kauen, und er wird angewiesen, den Unterkiefer locker unter den Oberkieferzähnen zu lassen, wenn er an keinen Bewegungen beteiligt ist.

ii.Übungen: Sie dienen der Dehnung der hypertonen Muskeln. Übungen für MPDS können unterteilt werden in:

- **Aktive Kieferübungen** - dienen der Dehnung und Kräftigung der Muskelmasse. Der Patient wird aufgefordert, den Mund 5 bis 6 Sekunden lang bis zum Schmerzpunkt zu öffnen, sich auszuruhen und die Bewegung dann 5 bis 6 Mal zu wiederholen. Die Übung wird 5 bis 10 Mal pro Tag wiederholt. Dann stellt sich der Patient vor den Spiegel und streckt den Unterkiefer nach vorne.
- **Passive Kieferübungen** - Der Daumen wird auf die Frontzähne des einen Bogens und der Zeigefinger auf die Frontzähne des gegenüberliegenden Bogens gelegt. Durch Auseinanderdrücken der Finger kann der Patient den Kiefer manuell öffnen und die interinzisale Öffnung vergrößern. Eine wirksame Methode für die seitliche Bewegung besteht darin, eine Watterolle zwischen die Ober- und Unterkieferschneidezähne zu legen und dann den Unterkiefer auf der Rolle von einer Seite zur anderen zu rollen.
- **Isometrische Übungen** - Patienten mit starken Schmerzen und Trismus können diese Übungen durchführen. Da eine Muskelgruppe während der Übung völlig kontrahiert ist, befindet sich die andere Muskelgruppe in Entspannung. Dies führt zu einer Gefäßerweiterung und damit zur Beseitigung des anaeroben Muskelmilieus. Isometrische Übungen sollten jeweils 3-4 Sekunden lang in alle Richtungen ausgeführt werden, anfangs 3-4 Mal und dann im Laufe der Wochen 5-6 Sekunden lang vier Mal täglich.

iii. Bio-Feedback-Therapie: 80 % des Bruxismus wird durch diese nicht invasive Technik reduziert. Sie lehrt, wie man freiwillige Bewegungen gegenüber automatisch gesteuerten Körperbewegungen kontrollieren kann.

iv. Okuläre Apparaturen: Hierbei handelt es sich um eine intraorale Apparatur, die den Unterkiefer in eine zentrische Position bringt und den Raum im Gelenk vergrößert, was die freie Bewegung des entzündeten Meniskus fördert. Auf diese Weise wird die Entzündung reduziert und die Spastik sowie die Hyperaktivität des Muskels verringert. [15] Die Okklusionsschienentherapie kann definiert werden als "die Kunst und Wissenschaft der Herstellung einer neuromuskulären Harmonie im Kausystem durch Schaffung eines mechanischen Nachteils für parafunktionelle Kräfte mit herausnehmbaren Geräten".[16]

Eine Okklusionsschienentherapie kann für folgende Zwecke empfohlen werden:

1. Zum Schutz des oralen Gewebes bei Patienten mit oraler Parafunktion

2. Stabilisierung einer instabilen Okklusion

3. Zur Förderung der Kiefermuskelentspannung bei Patienten mit stressbedingten Schmerzsymptomen wie Spannungskopfschmerzen und Nackenschmerzen muskulären Ursprungs

4. Beseitigung der Auswirkungen von okklusalen Interferenzen

5. Prüfung der Auswirkungen von Änderungen der Okklusion auf die Funktion der Kiefergelenke und der Kiefermuskeln vor einer umfassenden restaurativen Behandlung

Arten von Aufbissschienen:[16]

1. Nach Ansicht von Okeson:-
- Stabilisierungsvorrichtung (Abb.1)
- Anteriore Repositionierungsgeräte (Abb.2)

2. Laut Dawson:-
- Dehnungsschienen/ Muskeldeprogrammierer
- Richtlinienschienen/ nicht-permissive Schienen

3. Andere Typen:-
- Anteriore Bissebene
- Posteriore Bissebene (Abb.3)
- Schwenkbares Gerät
- Weiches/elastisches Gerät (Abb.4)

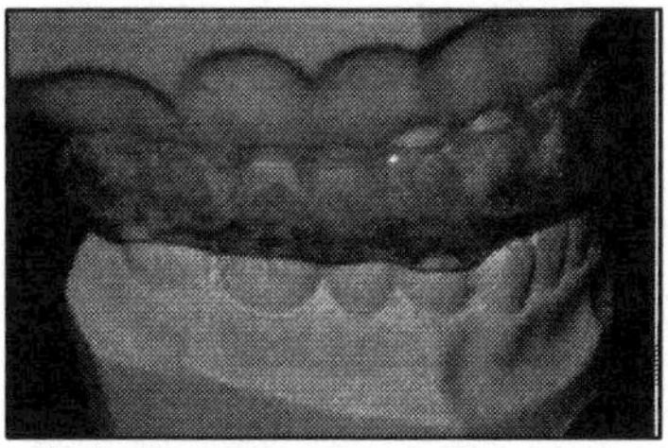

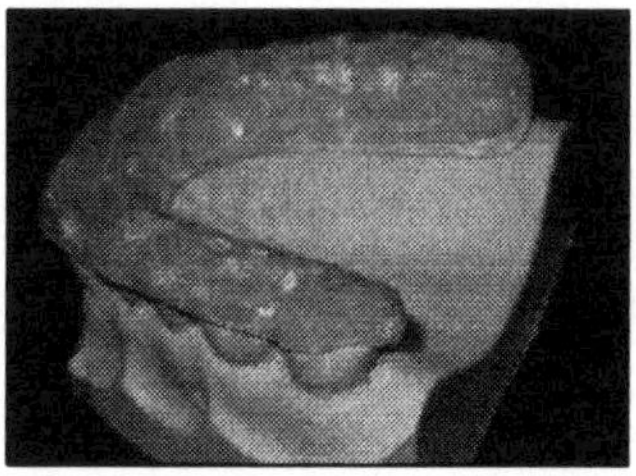

Abb.1 Obere Stabilisierungsschiene Abb.2 Anteriore Repositionierungsschiene

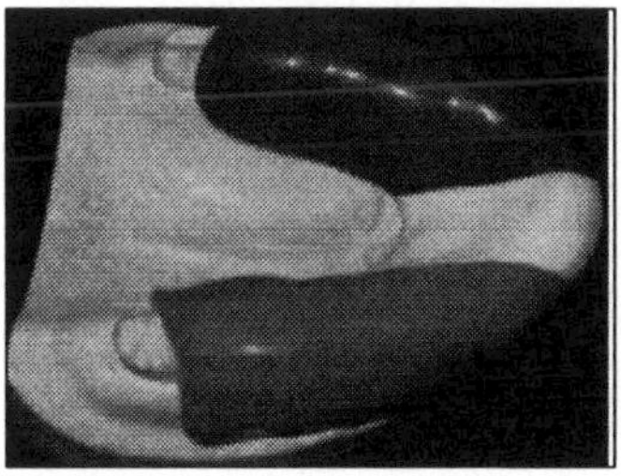

Abb.3 Gelb MORA-Schiene

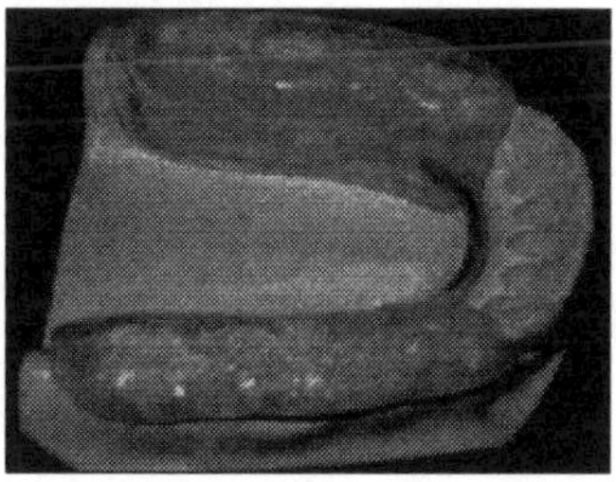

Abb.4 Sportlicher Mundschutz

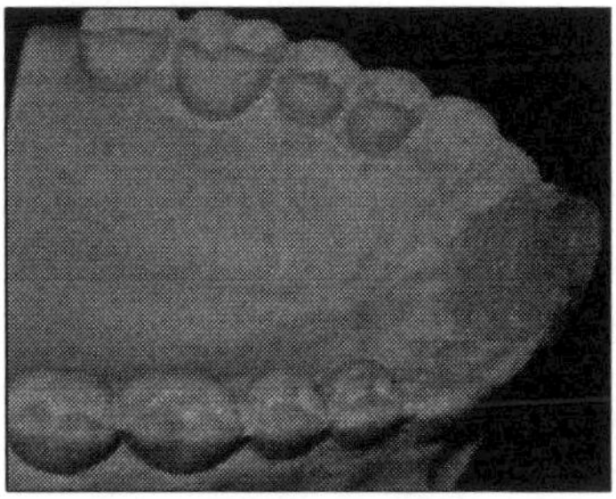

Abb.5 NTI-Schiene

NTI (Nociceptive Trigeminal Inhibition) System zur Unterdrückung von Spannungen (von Dr. James Boyd)

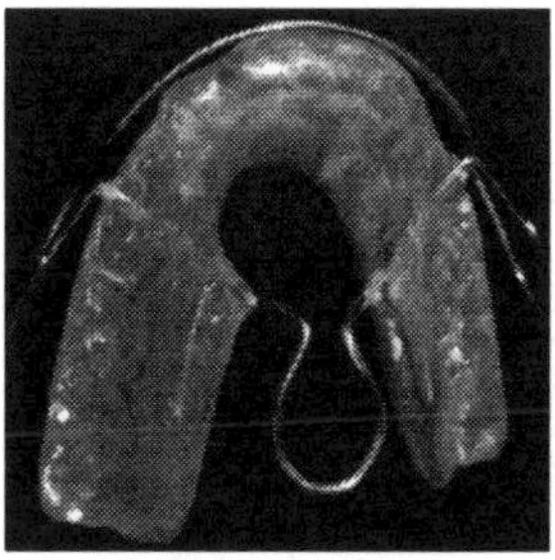

Abb.6 Bionator

Kombinierte Schiene

2. Chirurgische Behandlung: Die chirurgische Behandlung gilt als letzter Ausweg bei der Behandlung von myofazialen Schmerzen.[15]

Kondylotomie: Bei diesem Verfahren wird der Kopf des Kondylus verschoben, der sich leicht nach vorne und medial bewegt. Die Gelenkkapsel und die intrakapsulären Strukturen bleiben bei diesem Verfahren ungestört.

Hohe Kondylektomie: Wenn alle anderen konservativen Therapieformen versagt haben und die Röntgenaufnahmen auf ausgedehnte proliferative Veränderungen oder Erosionen des Kondylarkopfes hinweisen, ist dieses chirurgische Verfahren angezeigt. Durch die chirurgische Verkleinerung des Kondylarkopfes werden die anhaltende Reizung und der Druck auf die Nervenversorgung des Gelenks beseitigt.

Meniskotomie: Bei dieser Operation wird die Gelenkscheibe aus dem Kiefergelenk entfernt. Die Entlastung wird durch die Durchtrennung des Kapselnervs und die Straffung des Kapselbandes erreicht. Wenn die Bandscheibe tatsächlich traumatisch geschädigt ist, sollte dieses Verfahren in Betracht gezogen werden.

Myotomie: Die Masseter- oder Temporalis-Myotomie über einen intraoralen Zugang ist nützlich für die Behandlung des myofazialen Schmerzsyndroms.

Arthroskopie: Am wenigsten invasives chirurgisches Verfahren mit erfolgreichen Operationsergebnissen. Sie umfasst hauptsächlich Lyse- und Lavagetechniken, die die Gelenkfunktion verbessern und Schmerzen reduzieren.

Botulinumtoxin A (BtA) Injektion: Teure und invasive Technik. Sie wird zur Behandlung von übermäßigem Zähneknirschen und wiederkehrenden Kiefergelenksverrenkungen eingesetzt.

1.2 Atypische Gesichtsschmerzen

Einleitung:

Schmerzen beeinträchtigen das Leben von Millionen von Menschen auf der ganzen Welt erheblich und werden daher als ein zu diagnostizierendes und zu behandelndes Krankheitssymptom angesehen. Die Arbeitsgruppe für Taxonomie der International Association for the Study of Pain (IASP) hat vor kurzem eine Definition des Schmerzes erarbeitet: "Eine unangenehme sensorische und emotionale Erfahrung, die mit einer tatsächlichen oder potenziellen Gewebeschädigung einhergeht oder in Bezug auf eine solche Schädigung beschrieben wird."[17]

Gesichtsschmerzen können die Lebensqualität und das Wohlbefinden eines jeden Menschen beeinträchtigen. Die Häufigkeit von Gesichtsschmerzen in der Allgemeinbevölkerung ist zwar schwer genau zu beurteilen, aber 26 % der Allgemeinbevölkerung haben irgendwann in ihrem Leben mit Gesichtsschmerzen zu tun gehabt.[18] Atypischer Gesichtsschmerz (AFP), auch bekannt als persistierender idiopathischer Gesichtsschmerz (PIFP), ist eine chronische und diffuse Verteilung von Gesichtsschmerzen entlang des Trigeminusnervs. Diese Erkrankung ist insofern einzigartig, als sie ohne neurologisches Defizit oder andere offensichtliche Ätiologie auftritt. Die AFP ist eine der schwierigsten Erkrankungen, da es keine eindeutigen Diagnosekriterien gibt. Daher ist die AFP eine Diagnose durch Ausschluss anderer bekannter Ätiologien von Gesichtsschmerzen und weist keine unterscheidbaren Labormarker oder -anomalien auf.

Die erste bekannte Diagnose von AFP wurde 1924 von Frazier und Russell[19] gestellt, die feststellten, dass 10 bis 15 % der Patienten, die sich mit chronischen Gesichtsschmerzen vorstellten, Symptome aufwiesen, die von dem charakteristischen klinischen Muster der Trigeminusneuralgie abwichen, was sie dazu veranlasste, den Begriff der atypischen Neuralgie zu prägen. Die Weltgesundheitsorganisation hat den Begriff AFP übernommen, während dic International Headache Society und die International Association of the Study of Pain die Terminologie persistierende idiopathische Gesichtsschmerzen verwenden.

Epidemiologie:

Bei orofazialen Schmerzen kann die PIFP etwa 10-21 % der Patientenpopulation ausmachen. Eine Studie in der Primärversorgung in den Niederlanden ergab eine Inzidenzrate von 4,4[20] für AFP und die geschätzte Lebenszeitprävalenz von PIFP liegt bei etwa 0,03 %[21] mit einem Frauenanteil von 75 % und einem Durchschnittsalter von 45,5 Jahren.

Ätiologie:

Die der AFP zugrunde liegenden Ursachen stehen im Zusammenhang mit einer Verletzung des Trigeminusnervs, einer peripheren zentralen Demyelinisierung oder einem leichten Trauma, wie etwa einer Zahnextraktion.[19] Es ist möglich, dass eine abnorme Sensibilisierung des trigeminalen nozizeptiven Systems eine entscheidende Rolle bei der Entstehung von AFP spielt. In der Literatur gibt es Hinweise darauf, dass AFP ein zentral vermittelter Schmerz ist und sogar einen psychologischen Ursprung haben könnte, da ein Zusammenhang mit zugrunde liegenden psychischen Störungen wie Depressionen und Angstzuständen festgestellt wurde. Die Forschung hat nicht eindeutig bewiesen, dass diese psychischen Störungen für AFP verantwortlich sind oder ob AFP eine Rolle bei der Entstehung dieser Erkrankungen spielt, da andere chronische Schmerzzustände häufig mit diesen psychischen Störungen in Verbindung gebracht werden.

- Risikofaktoren[20] -
- Psychische Belastung
- Unangepasste Reaktion auf Krankheit
- Weibliche Dominanz
- Retrospektive Wahrnehmung des Unglücklichseins in der Kindheit

Einstufung:

Gesichtsschmerzen können wie folgt klassifiziert werden;[18]

1. Zahnbedingte Schmerzen im Gesicht -

Es ist die häufigste Art von Schmerz, die Menschen erleben. Zahnschmerzen treten besonders häufig in der pädiatrischen Bevölkerung auf, die keinen Zugang zu zahnärztlicher Versorgung hat. Bei Erwachsenen stehen zahnbedingte Schmerzen in engem Zusammenhang mit Karies aufgrund unbehandelter Zahnerkrankungen. Dazu gehören auch gebrochene Zähne und freiliegendes Dentin, die zu starken Gesichtsschmerzen führen können. Die häufigste Ursache für ungeklärte orofaziale Schmerzen sind gebrochene Unterkiefermolaren. Nur etwa 6 % der Menschen mit Gingivitis haben erhebliche Schmerzen, aber einer von vier Menschen mit Parodontalerkrankungen hat Schmerzen aufgrund der Bildung eines Taschenabszesses.

2. Nicht zahnbedingte orofaziale Schmerzen -
   Zwei Subtypen:

- Temporomandibuläre Störungen (TMD) - Es bestehen Schmerzen im Kiefergelenk oder im präaurikulären Bereich sowie Einschränkungen oder Abweichungen im Bewegungsumfang der Kaumuskulatur
- Neuropathische Schmerzen im Gesicht

Pathophysiologie:

Anhaltende idiopathische Gesichtsschmerzen (PIFP) können als neuropathisches Schmerzsyndrom angesehen werden.[21] Einige Studien belegen, dass PIFP-Patienten eine erhöhte neuronale Erregbarkeit auf Hirnstammebene, eine gestörte hemmende Funktion des präfrontalen Kortex und Veränderungen im Dopaminsystem aufweisen, die sowohl mit der Schmerzweiterleitung als auch mit deren Modulation zusammenhängen. Forssell et al. wiesen in ihrer Studie, in der sie neurophysiologische Befunde bei PIFP und trigeminalem neuropathischem Schmerz verglichen, auf die Notwendigkeit detaillierter neurophysiologischer und quantitativer sensorischer Untersuchungen hin. Eine unveränderte Somatotopie des somatosensorischen Kortex (mittels Magnetoenzephalographie) und inkonsistente Veränderungen des Blinzelreflexes in einer Gruppe von PIFP-Patienten deuten jedoch darauf hin, dass es keine signifikanten Veränderungen in den trigeminalen somatosensorischen Bahnen gibt, was darauf hindeutet, dass PIFP nicht immer ein neuropathisches Schmerzsyndrom ist.

Die Pathophysiologie der PIFP ist nach wie vor nur unzureichend geklärt, und die Patienten weisen häufig orale und andere psychologische Beschwerden auf.[18] Es ist gut dokumentiert, dass es einen kausalen Zusammenhang zwischen der PIFP und bestimmten psychiatrischen Komorbiditäten geben kann. Wie bei vielen idiopathischen Schmerzsyndromen sind die häufigsten Begleitsymptome Depressionen und Angstzustände, aber um die psychophysiologische Beziehung zwischen diesen Symptomen und der PIFP zu erkennen, sind weitere epidemiologische, physiologische und psychiatrische Forschungsarbeiten erforderlich.

Klinische Merkmale:

- Nachfolgend eine Liste der wichtigsten Merkmale;[20]

- Charakter - Dumpf, schmerzend, nörgelnd, scharf
- Lokalisation und Strahlung - tief, schlecht lokalisiert, nicht anatomisch, intraoral, extraoral, Veränderung im Laufe der Zeit
- Schweregrad - Unterschiedlich, kann aber intensiv sein
- Dauer und Periodizität - Langer, langsamer Beginn; kontinuierlich, intermittierend
- Auslösende Faktoren - Stress, Müdigkeit
- Entlastende Faktoren - Ruhe
- Mögliche Begleitfaktoren - Mehrere andere körperliche Schmerzen
Juckreiz
Dysmenorrhöe
Persönlichkeitsstörungen
Ängste, Depressionen
Schlafstörung

Die Diagnose:

Die PIFP wird vom "The Headache Classification Subcommittee of the International Headache Society" wie folgt beschrieben;[18]

- Der Schmerz ist im Gesicht
- Der Schmerz tritt täglich auf und hält den ganzen oder einen Großteil des Tages an

- Der Schmerz ist zu Beginn auf einen begrenzten Bereich auf einer Seite des Gesichts beschränkt und ist tief und schlecht lokalisiert
- Darüber hinaus sind die Schmerzen nicht mit Empfindungsstörungen oder anderen körperlichen Anzeichen verbunden, und es liegen keine Anomalien in Labor- oder Bildgebungsuntersuchungen vor.

Die von der "International Headache Society" aufgestellten diagnostischen Kriterien für AFP, die von Zebenholzer und Kollegen anhand dieser Kriterien ausgewertet wurden, legen nahe, dass die meisten Patienten genau klassifiziert werden können und Vergleiche der Behandlung erleichtert werden. Ihre Klassifikation und Definition lautet wie folgt.

INTERNATIONALE KLASSIFIKATION VON KOPFSCHMERZERKRANKUNGEN

AFP: anhaltende Gesichts- und/oder Mundschmerzen, die unterschiedlich stark ausgeprägt sind, aber täglich mehr als 2 Stunden pro Tag über einen Zeitraum von mehr als 3 Monaten auftreten, ohne dass ein klinisches neurologisches Defizit vorliegt

Diagnostische Kriterien[19] -

A. Schmerzen im Gesicht und/oder im Mund, die die Kriterien B und C erfüllen
B. Täglich wiederkehrend für mehr als 2 Stunden/Tag seit mehr als 3 Monaten
C. Der Schmerz weist beide der folgenden Merkmale auf:
1. Unzureichend lokalisiert und nicht der Verteilung eines peripheren Nervs folgend
2. Dumpfes, schmerzendes oder nagendes Gefühl
D. Klinisch-neurologische Untersuchung normal
E. Eine zahnmedizinische Ursache, die durch geeignete Untersuchungen ausgeschlossen wurde
F. Nicht besser durch eine andere Lösung zu erklären

Differentialdiagnose:

1. Neuropathischer Gesichtsschmerz - Allgemeiner Begriff für Gesichtsschmerzen im Zusammenhang mit Nervenläsionen oder -verletzungen[18]

2. Trigeminusneuralgie (TN) - Die häufigste und vielleicht bekannteste Form neuropathischer Gesichtsschmerzen, die jedoch mit einer Häufigkeit von etwa 5 von 100.000 Menschen pro Jahr relativ selten auftritt.
3. Postherpetische Neuralgie (PHN) - Langfristige Komplikation der Reaktivierung einer früheren Herpes-Zoster-Infektion, die ähnlich häufig auftritt wie TN
4. Burning-Mouth-Syndrom - Eine Art neuropathischer Gesichtsschmerz, der als brennendes Gefühl in den Mundschleimhäuten oder auf der Zunge beschrieben wird, ohne dass ein abnormaler klinischer Befund oder eine diagnostische Ursache vorliegt
5. Läsionen der Mundschleimhaut, Erkrankungen der Nasennebenhöhlen und Kopfschmerzen - Häufige Beschwerden, die zu Gesichtsschmerzen führen können[18]
6. Psychosomatische Störungen - Stress und Angst können Symptome wie Muskelverspannungen, unbestimmte Schmerzen und Schlafstörungen verursachen
7. Nicht-neoplastische Speicheldrüsenerkrankungen - am häufigsten die Sialadenitis - können ebenfalls Schmerzen und Entzündungen verursachen, die ins Gesicht ausstrahlen.

Behandlung:

1. Pharmakologische Behandlung
2. Nicht-pharmakologische Behandlung
3. Interventionelle Behandlung
4. Chirurgische Behandlung

1. Pharmakologische Behandlung:

- Die derzeitige Behandlung der Wahl ist ein niedrig dosiertes trizyklisches Antidepressivum.
- Wenn keine Kontraindikationen vorliegen, ist Amitriptylin in einer Anfangsdosis von 25 bis 100 mg pro Tag weiterhin das Mittel der Wahl.

- Wenn TCAs kontraindiziert oder unwirksam sind, gibt es eine Reihe von pharmakologischen Zweitlinienbehandlungen, die sich als wirksam erwiesen haben, darunter bestimmte SSRIs, SNRIs und Antikonvulsiva.
- Unter den Antidepressiva der zweiten Wahl werden Venlafaxin und Fluoxetin bevorzugt. Bei den Antikonvulsiva kann ein Versuch mit Pregabalin und Gabapentin durchgeführt werden.
- Die kognitive Verhaltenstherapie (CBT) als Ergänzung zu einer antidepressiven Therapie erzielt nachweislich bessere Ergebnisse als die antidepressive Therapie allein.[17]

2. Nicht-pharmakologische Behandlung:

- Hypnose hat einige vielversprechende Ergebnisse für Menschen gezeigt, die an PIFP leiden. Wenn diese Option in Betracht gezogen wird, ist es wichtig, Strategien zur Stressbewältigung und ungelöste psychologische Probleme in den Behandlungsplan aufzunehmen. [18]
- Verwendung von Cannabinoiden als Therapie für PIFP.
- Andere nicht-pharmakologische Ansätze wie Akupunktur, Biofeedback und Zahnschienen wurden vorgeschlagen, ihre Wirksamkeit bei der Behandlung von atypischen Gesichtsschmerzen ist jedoch nicht ausreichend belegt.

3. Interventionelle Behandlung:

- Die gepulste Radiofrequenz (PRF) ist derzeit die empfohlene interventionelle Behandlung für anhaltende idiopathische Gesichtsschmerzen. Der am besten untersuchte Ansatz mit den meisten dokumentierten Erfolgen ist die Anwendung der gepulsten Radiofrequenz (PRF)-Behandlung.
- Klein und Kollegen implantierten periphere Nervenfeldstimulatoren (PNFS) bei Patienten mit hartnäckigen Gesichtsschmerzen infolge von Trigeminusneuralgie, trigeminalem neuropathischem Schmerz und PIFP. [18]
- Auch Botulinumtoxin-Injektionen werden als Behandlungsmöglichkeiten für PIFP erforscht.

4. Chirurgische Behandlung:

- Gamma-Knife-Operation - Laut einer Studie von Balamucki und Kollegen, an der 20 Patienten mit PIFP teilnahmen, wurden bei 60 % der Patienten die Schmerzen gelindert, bei 15 % konnten alle Medikamente abgesetzt werden, und bis zu 42 % gaben an, dass sich ihre Lebensqualität verbessert habe, wobei die Rückfallquote bei 33 % lag.[20]
- Die Radiofrequenz-Thermokoagulation oder die mikrovaskuläre Dekompression führten langfristig zu einer zufriedenstellenden Schmerzlinderung.

1.3 Atypischer odontogener Schmerz und Phantomschmerz

Einleitung:

Im Kopf- und Nackenbereich sind chronische Schmerzen häufiger als in anderen Körperregionen anzutreffen.[22] Schätzungsweise 22 % der Allgemeinbevölkerung leiden über einen Zeitraum von 6 Monaten an orofazialen Schmerzen, wie von Lipton et al. beschrieben. Es gibt weitere Begriffe, die synonym oder als Variationen des Themas verwendet werden. Dazu gehören:[17]

1. Phantomzahnschmerz (Marbach 1978; Marbach et al.1982)

2. Atypische Gesichtsneuralgie (Marbach et al.1982)

3. AO (Rees und Harris 1978)

4. Migratorische Odontalgie (Solomon und Lipton, 1990)

5. Syndrom der wandernden Zähne (Kudrow et al. 1991) und

6. Zahnkausalgie (Massler 1981)

McElin und Horton berichteten 1947 erstmals über AO, auch bekannt als idiopathischer oder Phantomzahnschmerz. Rees und Harris (1978) bezeichnen AO als Zahnschmerzen ohne offensichtliche organische Ursache. Nach Lascelles (1966) wird AO als eine lokalisierte Form von AFP betrachtet. Es handelt sich um ein schlecht verstandenes Phänomen, das mit anhaltenden Schmerzen in scheinbar normalen Zähnen und dem umgebenden Alveolarknochen einhergeht. Campbell et al. (1990) berichteten über epidemiologische Daten, die darauf hinweisen, dass 3-6 % der Patienten nach einer endodontischen Behandlung eine AO entwickeln. Die atypische Odontalgie (AO), auch bekannt als Phantomzahnschmerz oder nichtodontogener Zahnschmerz, ist eine Erkrankung, die durch anhaltende Schmerzen an den Zähnen oder in den Zahnhöhlen nach einer Extraktion gekennzeichnet ist, ohne dass bei der klinischen oder röntgenologischen Untersuchung eine Ursache erkennbar ist.[23]

Ätiologie:

Zur Erklärung der ätiologischen Faktoren wurden mehrere Zufallstheorien vorgeschlagen:[17]

1. Psychologisch - Depressionen werden am häufigsten genannt. Lesse (1956) beschrieb 8 Patienten mit AO und kam zu dem Schluss, dass die Schmerzbeschwerden ausschließlich psychogenen Ursprungs waren oder eine grobe Überreaktion auf ein sehr geringes organisches Defizit darstellten, das schon seit langem berücksichtigt worden war.
2. Deafferenzierung - Deafferenzierung erklärt, dass sich nach einer Verletzung die Organisation und Aktivität der zentralen und peripheren Nerven verändern kann, was zu chronischen Schmerzen und anderen damit verbundenen Symptomen wie Parästhesien und Dysästhesien führen kann.
   Es wird angenommen, dass z. B. ein Neurom infolge eines Nerventraumas zu solchen Schmerzen führt.

3. Vaskulär oder neurovaskulär - Gegeben von Rees und Harris (1978) und Sicuteri et al. (1991)

- Risikofaktoren[22] -
  - Längere Dauer der präoperativen Schmerzen
  - Vorhandensein von anderen chronischen Schmerzproblemen
  - weibliches Geschlecht, und
  - Vorgeschichte einer schmerzhaften Behandlung im orofazialen Bereich

Pathophysiologie:

Die atypische Odontalgie hat eine ähnliche Ätiologie wie der von Marbach [22] angenommene Phantomschmerz. Klinisch gesehen ähnelt der Phantomzahnschmerz in vielen wesentlichen Merkmalen dem Deafferentationsschmerzsyndrom. Die Hypothese der kortikalen Reorganisation besagt, dass sich nach einer Deafferentationsverletzung die Organisation und Aktivität der zentralen und peripheren Nerven verändern kann, was zu chronischen Schmerzsymptomen führt, die im Wesentlichen neuropathischer Natur sind. Epidemiologische Daten zeigen, dass 3-6 % der Patienten nach einer endodontischen Behandlung eine atypische Odontalgie entwickeln. Nach einer Wurzelkanalbehandlung wurde in 3-13 % der Fälle über anhaltende Schmerzen berichtet. Es wird angenommen, dass ein Neurom, das auf eine Nervenverletzung zurückzuführen ist, zu solchen Schmerzen führt. Andere Mechanismen sind die Sensibilisierung von Schmerzfasern, die Ausbreitung benachbarter afferenter Fasern, die Kopplung zwischen Sympathikus und sensorischen Afferenzen, die Verminderung oder der Verlust des Hemmungsmechanismus und die phänotypische Umschaltung afferenter Neuronen. Der episodische neuropathische Schmerz zeigt sich als eine Periode des Abklingens der Symptome im Gegensatz zum kontinuierlichen neuropathischen Schmerz, bei dem es sich um einen ununterbrochenen Schmerzzustand handelt. Die Daten zur Bewertung psychologischer Faktoren im Zusammenhang mit anhaltenden Zahnschmerzen lassen keine Rückschlüsse auf ihre Rolle bei der Entwicklung dieser chronischen Schmerzerkrankung zu.

Klinische Merkmale:

Die Molaren und Prämolaren im Oberkiefer sind bei Patienten mit AO am häufigsten betroffen. Atypische odontogene Schmerzen äußern sich in Form von lang anhaltenden, pochenden oder brennenden Schmerzen in den Zähnen oder im Alveolarfortsatz und sind in der Regel durch anhaltende Zahnschmerzen gekennzeichnet, gefolgt von Pulpaexstirpationen, Wurzelspitzenresektionen oder Zahnextraktionen, wie von Marbach (1978) vorgeschlagen.[17] Dies geschieht in Ermangelung einer erkennbaren odontogenen Ätiologie, die klinisch oder röntgenologisch festgestellt werden kann. Er sagte auch, dass die Schmerzen bei der AO chronisch sind; die Patienten schlafen jedoch ungestört, und nach dem Aufwachen kann es eine kurze symptomfreie Phase geben. Es ist schwierig, den Schmerz zu lokalisieren. Marbach (1978) und Lilly und Law (1997) kamen zu dem Schluss, dass die Stelle des ursprünglichen Traumas die schlimmste Schmerzstelle ist, die sich jedoch ein- oder beidseitig auf benachbarte Bereiche ausbreiten kann. Die Patienten suchen oft mehrere endodontische oder chirurgische Behandlungen auf, die keine Linderung oder sogar eine Verschlimmerung ihrer Symptome bewirken.

Die Diagnose:

1. Wichtigkeit der Anamnese: Gründliche Anamnese, insbesondere im Hinblick auf die Schmerzmerkmale[24]

2. Die Bedeutung der klinischen Untersuchung: Die odontogenen Ursachen der Zahnschmerzen müssen vollständig ausgeschlossen werden

3. Ergänzende bildgebende Untersuchungen: Eine volumetrische Computertomographie sollte durchgeführt werden, um die Möglichkeit einer periapikalen endodontischen Veränderung auszuschließen. Die Magnetresonanztomographie (MRT) kann bei Verdacht auf nicht-entzündliche Zahnschmerzen von großem Wert sein, da sie Entzündungsprozesse im Unter- und Oberkieferbereich ausschließt. Wenn die Diagnose unsicher ist, unterstreicht die MRT die Bedeutung eines nichtinvasiven Managements.[24]

4. Zur Erleichterung und Unterstützung des Diagnoseprozesses sollten zwei Instrumente hervorgehoben werden:

a. Visuelle Analogskala: Diagnoseinstrument zur Schmerzmessung

b. QST und QualST: QST wird durch verschiedene Reize durchgeführt, wobei nur mechanische und thermische Reize mit AO in Verbindung gebracht werden. QualST erkennt Überempfindlichkeitsstörungen gegenüber Berührungs-, Kälte- und Borstenreizen.[24]

5. Überweisung des Patienten an andere Fachärzte: Es wird empfohlen, den Patienten an andere Fachärzte zu überweisen, wenn es Schwierigkeiten bei der Diagnose und den verschiedenen physiopathologischen Mechanismen gibt, die beteiligt sein könnten. Kreisberg schlug bereits die Überweisung an einen Neurologen vor.[24]

6. Berücksichtigung von psychologischen Aspekten: Obwohl psychogene und psychiatrische Faktoren keine entscheidende Rolle bei der Entwicklung von AO spielen, gab es eine hohe Inzidenz dieser Patienten mit psychiatrischen Komorbiditäten. Das Fachpersonal sollte sich dieser Komorbiditäten bewusst sein, da AO eine multifaktorielle Ätiologie haben kann. Daher ist ein biopsychosozialer und interdisziplinärer Ansatz erforderlich.

7. Wissen und Ausbildung der Fachleute sind wichtig, um unnötige und iatrogene Verfahren zu vermeiden.

Behandlung:

Die Schmerzen der Patienten mit der niedrigsten Medikamentendosis zu minimieren ist das Hauptziel und ein versehentlicher Einsatz ohne die Notwendigkeit mehrerer Medikamente sollte vermieden werden.[24] Interdisziplinäre Arbeit ist wichtig für die Diagnose und auch für die Einleitung der richtigen Behandlung. Trizyklische Antidepressiva (TCAs) oder Gabapentin wären das Mittel der ersten Wahl.[22] Unerwünschte Nebenwirkungen erfordern, dass TCAs auf die niedrigste klinisch wirksame Dosis titriert und bei Abklingen der Schmerzen abgesetzt werden. Auch die topische Anwendung von Capsaicin auf das schmerzhafte Gewebe wurde bei atypischer Odontalgie untersucht. In einigen speziellen Fällen haben sich Monoaminoxidase-Hemmer als therapeutisch erfolgreich erwiesen.[17] Analgetika und nicht-steroidale entzündungshemmende Medikamente sind entweder unwirksam oder können vorübergehend Linderung verschaffen. Maier und Hoff meister (1989) sagten, dass zu den zusätzlichen Behandlungsmöglichkeiten die transkutane elektrische Nervenstimulation, Sympathikusblockaden, Psychotherapie und verhaltenstherapeutische Ansätze gehören.

2.1 Syndrom des brennenden Mundes

Einleitung:

Das Syndrom des brennenden Mundes (BMS) ist eine chronische orofaziale Schmerzerkrankung, die als konstantes, schmerzhaftes und brennendes Gefühl der Mundschleimhaut mit oder ohne Entzündungszeichen und ohne spezifische Läsionen beschrieben wird.[25,26] Nach Angaben der Internationalen Kopfschmerzgesellschaft ist das Syndrom des brennenden Mundes (BMS) ein "intraorales brennendes oder dysästhetisches Gefühl, das täglich für mehr als 2 Stunden pro Tag über mehr als 3 Monate auftritt, ohne klinisch erkennbare ursächliche Läsionen".[27] Die International Association for the Study of Pain (IASP) hat BMS als eine "ausgeprägte nosologische Entität" definiert, die durch "unablässiges orales Brennen oder ähnliche Schmerzen ohne erkennbare Veränderungen der Mundschleimhaut" gekennzeichnet ist.[28] BMS wird somit als Symptom definiert, das -mit vielen anderen lokalen oder systemischen Pathologien oder psychologischen Störungen koexistiert-, die in der IHS-Klassifikation unter der Überschrift "schmerzhafte kraniale Neuropathien" aufgeführt sind, und umfasst "brennende oder dysästhetische Empfindungen", was eindeutig auf neuropathische Mechanismen hinweist.[27,29]

Epidemiologie:

Das Syndrom des brennenden Mundes (BMS) hat eine Prävalenz von 0,7 bis 15 % in der Allgemeinbevölkerung und eine durchschnittliche Dauer von 2-3 Jahren.[30] Das BMS betrifft vorwiegend Frauen in den Wechseljahren oder nach den Wechseljahren, in der Regel im Alter zwischen 50 und 70 Jahren, und zwar im Verhältnis 7:1 im Vergleich zu Männern.[25,30] In einer kürzlich durchgeführten Datenanalyse zeigte sich, dass bei Patienten mit BMS eine höhere Wahrscheinlichkeit für gastrointestinale und urogenitale Erkrankungen sowie eine statistisch höhere Einnahme von Medikamenten zur Behandlung von Magenerkrankungen besteht.[28]

Ätiologie:

- Lokale Faktoren, die zu BMS-ähnlichen Symptomen führen können[30] -
  1. Störungen der Zunge
  2. Temporomandibuläre Störungen
  3. Funktionsstörung der Speicheldrüse

4. Trauma (physisch, traumatische Ulzerationen, Reizung der Prothese, chemisch, thermisch (Rückwärtsrauchen)
5. Parafunktionale Gewohnheiten
6. Blättrige Papilitis
7. Xerostomie
8. Orale Prämalignität oder Malignität
9. Herpes-simplex- und Herpes-zoster-Virus-Infektion
10. Aphthöse Stomatitis: (Herpetiformphthae, Aphthaeminor, Aphthae major)

- Weitere generalisierte Störungen, die BMS-ähnliche Symptome hervorrufen können[30] -

1. Physikalische, chemische, medikamentöse -
   - Parafunktionale Gewohnheiten
   - Kontaktstomatitis/Allergie, d. h. Allergie gegen Zahnputzmittel, Mundspülungen und Metalle
   - Fixierte Drogeneruption
   - Strahlenmukositis und ihre Langzeitfolgen.
   - Chemotherapie, Antihypertensiva, Benzodiazapine
2. Ernährungsbedingte Störungen -
   - Vitamin B-1, B-2, B-6, B-12
   - Eisenmangel undFolatmangel
3. Infektion -
   - Candidose, pseudomembranöse und mediane rhomboide Glossitis
   - Fusospirochetal-Infektionen, Helicobacter pylori
   - Gonokokken-Infektion
   - HIV, HSV, VSV-Infektion
   - ANUG
4. Dermatologische Erkrankungen -
   - Lichen planus, insbesondere atrophischer Lichen planus
   - Erythema multiformes
   - Gutartiges Pemphigoid der Schleimhäute
   - Pemphigus vulgaris,Lupus erythematosus
5. Systemische Krankheiten -
   - Diabetes mellitus

- Urämie.
- Morbus Crohn
- Blutdyskrasien

6. Schmerzen, die auf andere Erkrankungen zurückzuführen sind -
   - Myofasziale Schmerzdysfunktion und zervikale Nervenverteilungen
   - Gastroösophageale Refluxkrankheit
   - Trigeminus- und Glossopharyngeusneuralgie
7. Symptome, die dem Syndrom des brennenden Mundes ähneln und auf Störungen des zentralen Nervensystems zurückzuführen sind -
   - Multiple Sklerose
   - Die Parkinsonsche Krankheit
   - Massenläsionen mit Beteiligung des Gehirns und des ZNS
8. Psychologisch -
   - Ängste, Depressionen und psychopathologische Störungen

Einstufung:

- Je nach klinischen Symptomen BMS[28] -

1. Primäre oder essentielle/ idiopathische BMS: Bei der primären BMS können keine organischen Ursachen festgestellt werden, und es sind periphere oder zentrale neuropathologische Bahnen beteiligt

2. Sekundäre BMS: Ergebnis lokaler oder systemischer pathologischer Bedingungen

- Nach Lamey & Lamb (1994)[29] -

Typ 1: definiert durch tägliche Schmerzen, bei denen die Symptome beim Aufwachen nicht vorhanden sind, aber im Laufe des Tages allmählich an Schwere zunehmen. Ein positiver Zusammenhang wird mit systemischen Erkrankungen wie Hyperglykämie und Ernährungsmängeln gesehen. Es besteht kein Zusammenhang mit psychiatrischen Erkrankungen Typ 2: definiert durch ständige Schmerzen bei Tag und Nacht. Das Angstniveau der Patienten ist erhöht. Diese Patienten berichten häufig über Stimmungsschwankungen, Depressionen, verminderten Wunsch nach sozialen Kontakten und veränderte Ess- und Schlafgewohnheiten.

Typ 3: definiert durch intermittierende Symptome mit schmerzfreien Phasen während des Tages. Die Schmerzen treten an ungewöhnlichen Stellen wie dem Mundboden und dem hinteren Oropharynx auf. Es besteht eine positive Korrelation zwischen den Schmerzen und der Art der aufgenommenen Nahrung sowie den Allergenen

Pathophysiologie:

Die aktuellen Daten zeigen, dass ähnliche klinische BMS-Zustände auf eine Neuropathologie zurückzuführen sein können, die das periphere und zentrale Nervensystem betrifft.[27] Patienten mit BMS weisen Veränderungen im peripheren Nervensystem auf, wie z. B. eine deutlich geringere Dichte intraepithelialer Nervenfasern, weniger Fasern, die das Epithel der Mundschleimhaut durchdringen, und eine Hochregulierung von Faktoren, die mit neuropathischen Schmerzzuständen in Verbindung gebracht werden (Transient Receptor Potential Subfamily V Member 1 (TRPV1) Ionenkanäle, Purinorezeptor 3 und Nervenwachstumsfaktor), was darauf hindeutet, dass es sich bei BMS um eine Trigeminusneuropathie mit kleinen Fasern handelt. Außerdem gibt es eine Untergruppe von Patienten mit BMS, die Schmerzen haben, die möglicherweise auf eine Unterfunktion des dopaminergen Systems in den Basalganglien zurückzuführen sind, was auf Veränderungen im zentralen Nervensystem schließen lässt.[25]

Klinische Merkmale:

BMS ist durch drei wesentliche Anzeichen gekennzeichnet: brennende Schmerzen im Mund, Dysgeusie und Xerostomie.[25] Die Schmerzepisoden treten in der Regel kontinuierlich über einen Zeitraum von 4 bis 6 Monaten auf und können 10 bis 12 Jahre oder länger andauern, wobei die durchschnittliche Dauer 3,4 Jahre beträgt, ohne dass Anzeichen von Läsionen oder anderen nachweisbaren Veränderungen der Mundschleimhaut auftreten.[29] Die meisten BMS-Patienten leiden unter einem anhaltenden "brennenden" Gefühl. Weitere häufige Beschwerden sind Schuppenbildung, Kribbeln oder Taubheit der Mundschleimhaut. Am häufigsten wird über ein brennendes Gefühl an der Zungenspitze (71 %) berichtet, gefolgt von den Lippen (50 %), dem seitlichen Zungenbiss (46 %), dem Zungenrücken (46 %) und dem Gaumen (46 %). Die Oberlippe und der vordere Unterkieferbereich können ebenfalls betroffen sein, während die Wangenschleimhaut und der Mundboden selten betroffen sind. BMS-Patienten können unter Kopfschmerzen und Schmerzen im Bereich der Kiefergelenke, der suprahyoiden Muskeln, des Nackens, der Schulter und des oberen Rückens leiden. Die Schmerzen im Mundraum treten in der Regel spontan auf, in einigen Fällen können jedoch auslösende Faktoren vorhanden sein.

Modulierende Faktoren[27] - Der Schmerz tritt spontan auf, kann aber bei einigen Patienten durch bestimmte Lebensmittel, insbesondere scharfe oder säurehaltige, ausgelöst werden. Auch Stress und Müdigkeit wurden als verstärkende Faktoren genannt. Bei anderen Patienten kann ein kaltes Getränk den Schmerz lindern. Häufig lindert die Stimulation der großen Fasern durch Essen, Kaugummikauen oder Lutschen von Trockenfrüchten die Schmerzen. Psychologische und emotionale Faktoren können bestimmte Personen für solche Schmerzen prädisponieren.

Die Diagnose:

- Diagnostischer Algorithmus für BMS[29] -
    - Schmerz wird tief in der Schleimhaut empfunden
    - Die Schmerzen sind seit mindestens 4-6 Monaten ununterbrochen vorhanden.
    - Der Schmerz ist fast oder den ganzen Tag über vorhanden
    - BMS-Schmerzen sind immer beidseitig und werden häufig durch Essen und Trinken gelindert; im Gegensatz dazu können die Schmerzen bei entzündlichen oder immunvermittelten oralen Läsionen einseitig sein und sich durch Essen verschlimmern.
    - Fehlen von Mundschleimhautläsionen deutet auf die Diagnose BMS hin
    - Eine mikrobielle Analyse der Mundschleimhautbereiche, in denen der Schmerz lokalisiert ist, kann hilfreich sein, um mögliche bakterielle oder Pilzinfektionen auszuschließen.

- Diagnostische Tests bei BMS-ähnlichen Symptomen[30] -

1. Speicheltests, einschließlich, aber nicht beschränkt auf -
    - Objektive Prüfung der Speichelflussrate (modifizierter Schirmer-Test)
    - Speichel-pH-Test

2. Pilz- und möglicherweise bakterielle oder virale Kulturen -
3. Laborstudien -
    - Vollständiges Blutbild
    - Vitamine
    - Blutzucker
4. Orale Biopsie mit Immunfluoreszenz bei Verdacht auf eine oder mehrere Erkrankungen der Schleimhaut -
5. Allergietests -
6. Klinische Bewertung -
    - Untersuchung der Hirnnerven
    - Untersuchung des Muskelskeletts
    - Konsultation eines Gastroentologen bei Verdacht auf GERD
7. CT oder MRT, falls erforderlich, je nach Differenzialdiagnose und klinischem Befund

Differentialdiagnose:

Die BMS-Diagnose kann mit Stomatitis, atypischen Gesichtsschmerzen, atypischer Odontalgie, Pemphigoid, Pemphigus, fehlerhaftem Prothesendesign und Zahnersatz, Herpes simplex oder Herpes zoster, neoplastischen Läsionen, Trauma des Nervus lingualis oder des Nervus mandibularis durch zahnärztliche Eingriffe verwechselt werden.

	Atypical facial pain (bone)	Atypical odontalgia (tooth)	Burning mouth syndrome (mucosa)	Idiopathic facial arthromyalgia (muscle, TMJ)
Pain descriptors	Emotional, mechanical, burning	Varied	burning	Spontaneous or during function or voluntary movements
Intensity	Moderate to intense	Moderate to intense	Weak to intense	Weak to intense
Pattern	Continuous	Continuous with possible remission	Continuous	Continuous with remission
Localization	Initially unilateral then bilateral	Initially a single tooth then may spread	Bilateral, symmetrical	Unilateral or bilateral
Paroxysmal	No	No or little	No	No
Pain during sleep	No	No	Infrequent	Uncommon but disturbed sleep
Other associated signs/ symptoms	Bone cavity, osteoporosis	None	Dysgeusia, xerostomia, thirst	TMJ functional limitations, tenderness in masticatory/ TMJ palpation, TMJ sounds, bruxism, parafunction
Neurological signs	Dysesthesia, allodynia, paresthesia	Allodynia	Sensory, chemo-sensory anomalies	Allodynia (trigger point in myofacial pain)
Psychological profile	Frequently altered	Frequently altered	Frequently altered	Frequently altered

Tabelle 2. Wichtigste klinische Merkmale bei verschiedenen idiopathischen orofazialen Schmerzzuständen [28]

Behandlung:

Die Unterscheidung zwischen primärem und sekundärem BMS ist von entscheidender Bedeutung und stellt den ersten Schritt für eine korrekte Diagnose dar, so dass die Behandlung von BMS sehr komplex ist.[25] Die Behandlung des primären BMS kann schwieriger sein, was vor allem auf das mangelnde Verständnis der Pathogenese zurückzuführen ist. Das sekundäre BMS wird durch die Behandlung der zugrunde liegenden Ätiologie behandelt. Es gibt kein vollständiges, wirksames Behandlungsprotokoll oder eine etablierte Leitlinie, aber Studien haben einige pharmakologische und nicht-pharmakologische Ansätze gezeigt, die bei der Behandlung dieser Erkrankung hilfreich sein können [Tabelle 3].

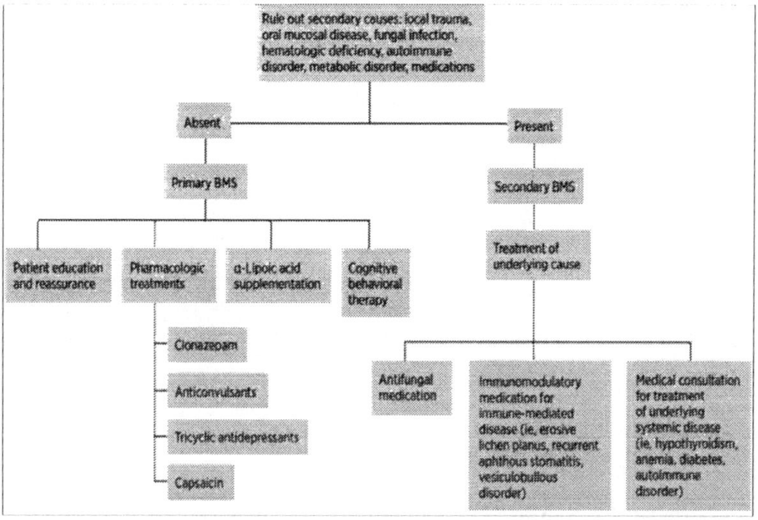

Tabelle 3. Behandlung des Syndroms des brennenden Mundes (BMS)[25]

Bei der Behandlung von primärem BMS müssen die Patienten über die Gutartigkeit von primärem BMS aufgeklärt und beruhigt werden. Die Ärzte sollten den Patienten vermitteln, dass es sich um eine chronische Schmerzerkrankung handelt. Die Symptome können zwar gelindert werden, eine vollständige Beseitigung ist jedoch nicht immer möglich.

Da es Hinweise darauf gibt, dass die Pathophysiologie des primären BMS mit neuropathischen Veränderungen einhergeht, ähnelt die pharmakologische Behandlung des BMS der Behandlung anderer neuropathischer Schmerzzustände. Zu den pharmakologischen Wirkstoffen der ersten Wahl gehören Clonazepam und das Antioxidans α-Liponsäure (ALA). Antikonvulsiva, wie Gabapentin, und trizyklische Antidepressiva sind Medikamente der zweiten Wahl. Topische Anästhetika wie 20%iges Benzocain können vorübergehend Linderung verschaffen. [25]

Clonazepam (topisch oder systemisch) ist die bevorzugte Behandlungsoption aufgrund seiner Wirkung auf den peripheren γ-Aminobuttersäure (GABA)-A-Rezeptor. Es hat sich gezeigt, dass die Nervenfasern auf der Zunge eine hohe Expression von $GABA_A$ -Rezeptoren aufweisen. Folglich führt die Aktivierung des $GABA_A$ -Rezeptors zu einer veränderten mechanischen Empfindlichkeit in diesen Fasern. Benzodiazepine wie

Clonazepam sind $GABA_A$ -Agonisten, die die hemmenden Wirkungen ähnlich dem GABA-Neurotransmitter fördern. Benzodiazepine wirken auf periphere und zentrale Rezeptoren und ermöglichen eine zentrale serotonerge Modulation und eine Reduzierung der zentralen neuronalen Hyperaktivität. Es wird angenommen, dass Benzodiazepine im peripheren Nervensystem die Enthemmung des Nervus chorda tympani reduzieren und dadurch die Aktivierung des Nervus trigeminus, der für das brennende Gefühl verantwortlich ist, abschwächen können. Clonazepam hat sich bei der Behandlung der Symptome als wirksamer erwiesen als andere Benzodiazepine, möglicherweise weil es eine längere Halbwertszeit hat, die die Entzugserscheinungen abschwächt. [25]

Antikonvulsiva wie Gabapentin und Pregabalin wurden ebenfalls bei der Behandlung von primärem BMS eingesetzt. Gabapentin und Pregabalin sind Kalziumkanalblocker. Sie binden an die α2δ-Untereinheit der spannungsabhängigen Kalziumkanäle und unterdrücken so die Nervenaktivität. Außerdem verstärken sie die hemmende Wirkung von GABA.[25]

Capsaicin ist eine Verbindung, die in Chilischoten vorkommt und medizinische Eigenschaften bei der Behandlung von chronischen Schmerzen besitzt. Es bindet an TRPV1, einen Nozizeptor, der sich auf polymodalen C-Fasern befindet. Während Capsaicin bei der ersten Anwendung die Produktion von Entzündungsmediatoren erhöht und Hyperalgesie verursacht, führt eine wiederholte Anwendung zu einer anhaltenden Aktivierung von TRPV1. Diese Aktivierung führt zu einer Funktionsstörung des Rezeptors und damit zu einer Beeinträchtigung der Nozizeption an dieser Stelle. Zu den häufigen Nebenwirkungen von Capsaicin gehören Übelkeit, Dyspepsie und eine anfängliche Zunahme der Schmerzen, wenn die Substanz topisch angewendet wird.[25]

ALA ist ein mitochondriales Coenzym mit antioxidativen und neuroprotektiven Eigenschaften und dem Potenzial, die Produktion von neuronalen Wachstumsfaktoren zu stimulieren, und gilt als erste Behandlungsoption für primäres BMS. Kopfschmerzen und Magenreizungen waren die häufigsten unerwünschten Wirkungen, die in einer der Studien gemeldet wurden.[25]

Psychologische Therapien wie die kognitive Verhaltenstherapie (KVT) wurden bei Patienten mit neuropathischen Schmerzen eingesetzt und könnten daher eine weitere Behandlungsoption für Patienten mit BMS sein. Es hat sich gezeigt, dass

Gruppenpsychotherapie und CBT bei den meisten Patienten zu einer Verringerung der Schmerzintensität führen, wenn sie über einen Zeitraum von 3 oder 4 Monaten einmal pro Woche durchgeführt werden. Die CBT bleibt eine Option und scheint wirksamer zu sein, wenn sie auf Patienten ausgerichtet ist, die eine Schmerzkatastrophisierung und Begleiterkrankungen wie Angst und Depression aufweisen. [25]

2.2 Glossodynie und Glossopyrosis

Glossodynie:

Glossodynie ist eine psychosomatische Störung, bei der der Patient chronische Schmerzen auf der Zungenoberfläche verspürt. Damit verbunden sind in der Regel Candida-assoziierte Läsionen (CAL), das Syndrom des brennenden Mundes (BMS) oder eine Mischform aus CAL und BMS.[6]

Zu den ätiologischen Faktoren der Glossodynie gehören lokale, systemische und psychogene Ursachen: [26]

Lokale Faktoren - Dazu gehören Candidose, bakterielle Infektionen, Allergien, Funktionsstörungen der Speicheldrüsen und Kiefergelenksbeschwerden. Sie kann auch durch die in Zahnersatz und Prothesen verwendeten Metalle sowie durch Acrylatmonomere verursacht werden.

Systemische Faktoren - Sie werden am häufigsten unterteilt in: Mangelerscheinungen verschiedener Art, hormonelle und immunologische Störungen und die Nebenwirkungen von Medikamenten.

Psychogene Faktoren - Glossodynie ist eines der klassischen Symptome von Angst und Depression, die durch psychischen Stress ausgelöst werden. Wenn alle lokalen und systemischen Faktoren durch ein negatives klinisches Bild, negative Laborbefunde und positive historische Daten in Bezug auf emotionale Faktoren ausgeschlossen werden, wird die Diagnose einer psychologisch bedingten Glossodynie gestellt. Normalerweise ist das brennende Gefühl auf die Zunge beschränkt, in einigen Fällen sind jedoch auch der Gaumen und die Lippen betroffen. Glossodynie kann ein Symptom der Krebsphobie sein. Die Beruhigung der Patienten nach einer vollständigen Diagnose ist hilfreich, um die damit verbundenen Symptome zu lindern. Die Behandlung der psychogenen Glossodynie besteht in der Gabe von Anxiolytika/Antidepressiva oder in der Überweisung der Patienten zu einer psychiatrischen Beratung.

Glossopyrosis:[6]

Glossopyrosis ist ein brennendes Gefühl auf der Zunge. Sie ist meist mit dem Syndrom des brennenden Mundes verbunden. Dieser Zustand kann mit gastrointestinalen, immunologischen, neurologischen, psychiatrischen und dermatologischen

Erkrankungen einhergehen. Vor der Manifestation der Glossopyrosis ist eine längere Depression zu beobachten. Linguales Brennen bei Patienten mit Glossopyrosis steht im Einklang mit Hyperalgesie, und eine neurogene Entzündung wird bei Patienten und Tieren mit Magnesiummangel und in magnesiumarmen Geweben beobachtet.

2.3 Idiopathische Xerostomie

Einleitung:

Speichel ist eine komplexe physiologische und biologische Flüssigkeit, die zur Aufrechterhaltung der Homöostase in der Mundhöhle beiträgt und die Mundschleimhaut gesund hält.[31] Xerostomie wird am häufigsten bei Patienten in Zeiten von Angst, Stress, Depression, Strahlentherapie, Chemotherapie und systemischen Erkrankungen beobachtet. Symptome wie Mundgeruch, Dysgeusie, Dysphagie, Brennen, Schwierigkeiten beim Kauen und Sprechen sind auf eine verminderte Speichelsekretion zurückzuführen. Xerostomie wird von Sreebny (1988) als das subjektive Gefühl von Mundtrockenheit definiert und ist das Ergebnis einer Speicheldrüsenunterfunktion.[32] Werden diese Symptome nicht erkannt, kann dies die Mundgesundheit und Lebensqualität von Psychiatriepatienten beeinträchtigen. Antidepressiva, Antikonvulsiva, Anxiolytika, Antipsychotika, Anticholinergika und Alpha-Agonisten können Xerostomie verursachen. Das Risiko einer Speichelhypofunktion steigt mit der Polypharmazie und kann besonders wahrscheinlich sein, wenn ≥ 3 Medikamente pro Tag eingenommen werden.[33]

Epidemologie:

Die Prävalenz der Xerostomie in der Allgemeinbevölkerung liegt zwischen 10 % und 46 %, wobei die Prävalenz bei Männern (9,7 % - 25,8 %) niedriger ist als bei Frauen (10,3 % - 33,3 %). Aditya et al. ermittelten eine Prävalenz der Xerostomie von 43,5 %. Weibliche Psychiatriepatienten hatten eine höhere Xerostomie als männliche.[31]

Ätiologie:

Arzneimittel - Xerostomie ist eine der häufigsten unerwünschten Wirkungen von Arzneimitteln in der Mundhöhle.[32] Medikamente, die häufig mit Xerostomie in Verbindung gebracht werden, sind:

- Anticholinergische Mittel: Atropin, Scopolamin
- Antidepressiva und Antipsychotika: Citalopram, Fluoxetin
- Antihypertensive Mittel: Captopril, Clonidin
- Muskelentspannende Mittel: Cyclobenzaprin, Orphenadrin
- Beruhigungsmittel und Anxiolytika: Alprazolam, Diazepam

- Analgetische Mittel: Opioide: Codein, Meperidin
- Nichtsteroidale Antirheumatika (NSAIDs): Ibuprofen, Naproxen

Strahlentherapie - Da das Speichelgewebe sehr strahlenempfindlich ist, ist Xerostomie eine häufige unerwünschte Wirkung der Strahlentherapie, wenn sie als Primär-, Begleit- oder Zusatzbehandlung bei Kopf- und Halstumoren empfohlen wird. Der Schweregrad der Xerostomie hängt vom Grad der Strahlenbelastung des Speichelgewebes ab. Von allen großen Speicheldrüsen ist die Ohrspeicheldrüse am strahlenempfindlichsten. [32]

Chemotherapie - Mundtrockenheit ist das vierthäufigste Symptom, das bei Krebspatienten im fortgeschrittenen Stadium aufgrund von Chemotherapeutika gemeldet wird. Ein Chemotherapeutikum macht den Speichel dickflüssig und verursacht Mundtrockenheit, wodurch die Häufigkeit von Zahnkaries zunimmt. [32]

Systemische Erkrankungen und Infektionen - Xerostomie steht in engem Zusammenhang mit vielen systemischen Erkrankungen wie Depressionen, chronischer Diabetes (Polydipsie), Nieren- oder Lebererkrankungen, AIDS/HIV, Depressionen, Ernährungsmängeln sowie Organ- und Knochenmarktransplantationen. Auch Autoimmunerkrankungen wie das Sjögren-Syndrom, systemischer Lupus erythematodes (SLE) und Fibromyalgie gehören zu den Erkrankungen, die am häufigsten mit einer direkten oder indirekten Auswirkung auf die speichelproduzierenden Zellen der Mundhöhle in Verbindung gebracht werden und somit potenziell verschiedene Grade von Xerostomie verursachen können. [34]

Ältere Menschen - In Anbetracht der damit verbundenen Erkrankungen und der Anzahl der Medikamente, die ältere Menschen einnehmen, ist es wahrscheinlicher, dass diese Bevölkerungsgruppe unter einem gewissen Grad an Mundtrockenheit leidet. [34]

Dehydrierung - Systemische Erkrankungen wie Fieber, Verbrennungen, Durchfall, extremer Blutverlust und Situationen wie Schwitzen bei übermäßiger körperlicher Anstrengung führen zu chronischer Austrocknung des Körpers und verursachen einen trockenen Mund. [34]

Trauma und Nervenschäden - Verletzungen oder chirurgische Eingriffe im Kopf- und Halsbereich, die zu einem Trauma der Speicheldrüsen oder zu einer Nervenschädigung führen, können mögliche Ursachen für Xerostomie sein. [34]

Klinische Merkmale:

Xerostomie verursacht Dysphagie, Dysgeusie und Dysarthrie und beeinträchtigt somit die Lebensqualität des Patienten.[32] Hyposalivation kann Auswirkungen auf den Mund haben, wie z. B. Schwierigkeiten beim Kauen, Sprechen und Schlucken (Dysphagie), Mundbrennen (Glossodynie) und Entzündungen der Zunge, Wunden im Mund, geschwollene Speicheldrüsen, Cheilitis angularis, beeinträchtigter Geschmackssinn, signifikante Zunahme von Karies, Plaque, Zahnfleischerkrankungen, Mundgeruch, erythematöse und atrophische Schleimhaut und orale Candidose.[34]

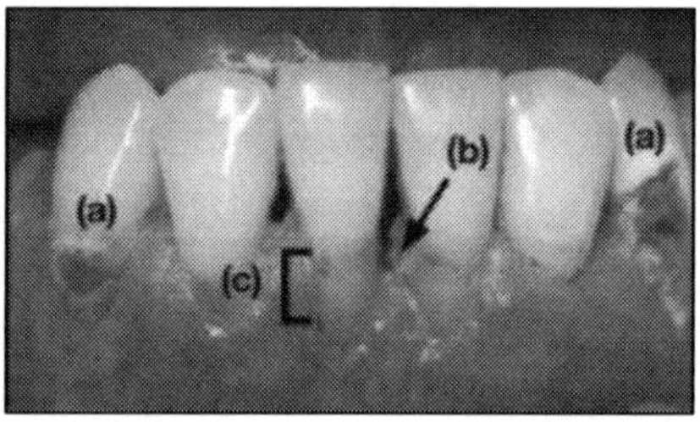

Abb. 7 Dieser Patient klagte über Mundtrockenheit und weist Karies (a) und Anzeichen einer Parodontalerkrankung auf. Plaque und Zahnstein sind vorhanden (b), zusammen mit einer Gingivarezession durch den Verlust von Attachment und Knochen (c). Diese Patientin nahm Venlafaxin, Zolpidem und Alprazolam ein.[33]

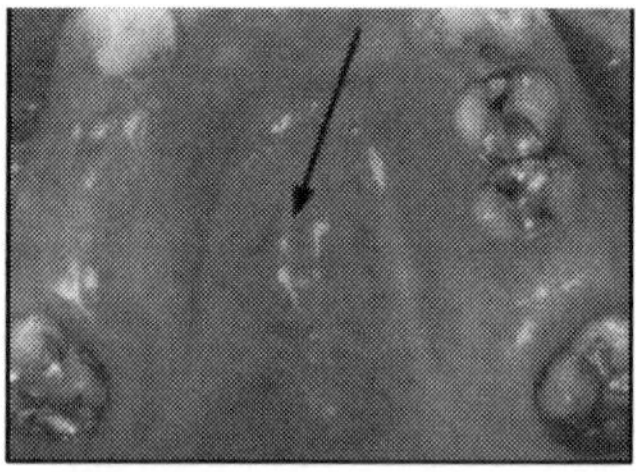

Abb. 8 Diese Trägerin einer Teilprothese, die über Mundtrockenheit klagte, weist Anzeichen von Gaumenreizungen und Wunden auf, die auf Xerostomie und das Tragen einer Teilprothese zurückzuführen sind. Dieser Patient nahm Bupropion, Esomeprazol und Tolterodin ein.[33]

Diagnose und Untersuchungen:

Die Diagnose der Xerostomie kann durch eine ausführliche Anamnese, eine Untersuchung der Mundhöhle und klinisch durch den Mundspiegeltest und den Waffeltest gestellt werden. Beim Mundspiegeltest wird die Rückseite des Mundspiegels über die Wangenschleimhaut gezogen und die Reibung entsprechend registriert. Der Waffeltest ist ein halbquantitativer Test, bei dem die Zeit, die für die Auflösung der Waffel benötigt wird, in Minuten notiert und in Noten angegeben wird, um eine Xerostomie festzustellen. Klinische Prädiktoren für eine Speicheldrüsenunterfunktion sind Trockenheit der Lippen und der Wangenschleimhaut, fehlende Speichelproduktion beim Abtasten der Drüse und ein erhöhter DMFT-Wert. Mit der Sialometrie wird die Speichelflussrate gemessen. Bildgebende Verfahren der Speicheldrüse wie die Sialographie zeigen duktale Strukturen, erkennen Speicheldrüsensteine und -massen und finden auch Anwendung bei der Identifizierung einer lang anhaltenden Xerostomie. Die Speichelszintigraphie hilft bei der Beurteilung der Speicheldrüsenfunktion. Die Ultraschalluntersuchung zeigt azinäre und duktale Strukturen. CT und MRT zeigen die parenchymale Struktur des Speicheldrüsengewebes. Die MRT ist jedoch der CT vorzuziehen, da sie eine bessere Auflösung der Weichteile bietet. Andere Untersuchungsmethoden wie der Schirmer-Test und die Rose-Bengal-Färbung können eingesetzt werden. Die kleine und große Speicheldrüsenbiopsie ist hilfreich für die Diagnose des Sjögren-Syndroms, der HIV-assoziierten Speicheldrüsenerkrankung, der Sarkoidose, der Amyloidose und bei bösartigen Erkrankungen.[32]

Differentialdiagnose:[34]

- Sjögren-Syndrom
- Sarkoidose
- Lymphom
- Sicca-Syndrom
- Tumore der Ohrspeicheldrüse

Behandlung:

Psychologische Beratung - Beraten Sie die Patienten über ihre Mundgesundheit. Zahnärzte empfehlen Patienten mit Xerostomie, ihre Zähne drei- oder viermal pro Jahr reinigen/untersuchen zu lassen, anstatt wie von den Kostenträgern (d. h. den

Versicherungsgesellschaften) vorgesehen zweimal pro Jahr. Außerdem raten sie den Patienten zu Mundhygienemaßnahmen, einschließlich der Verwendung von Zahnseide und dem Putzen von Zähnen und Zunge, sowie zur Vermeidung von klebrigen und/oder stark zuckerhaltigen Lebensmitteln.[33]

Vorbeugende Maßnahmen - Um orale Komplikationen aufgrund von Xerostomie zu vermeiden, sollte eine vorbeugende Behandlung eingeleitet werden. Alle 4-6 Monate ist eine Untersuchung der Mundhöhle wichtig. Gründliche Mundhygiene, zuckerarme Ernährung, topisches Fluorid, neutraler pH-Wert und 1%iges Natriumfluorid sind wirksame Mittel zur Vorbeugung von durch Hyposalivation verursachter Zahnkaries. [32]

Stimulierung des Speichelflusses - Bei xerostomischen Patienten kann das funktionsfähige Speicheldrüsengewebe entweder mechanisch oder chemisch stimuliert werden. Die Stimulierung des Speichels kann durch häufige Mahlzeiten, die Einnahme von Limonade oder sauren Getränken, zuckerfreie Kaugummis, Minzbonbons und Bonbons erreicht werden.[32] Sialogogues, die die Speicheldrüsen direkt stimulieren, sind Pilocarpin HCL (Salagen), Cevimeline HCL (Evoxac), Bethanecol und Anetholtrithon.[34] Akupunktur und Elektrostimulation können den Speichelfluss bei Patienten mit Sjögren-Syndrom erhöhen.[33]

Topische Mittel - Gleitmittel in Form von Gelen, Mundspülungen, Lutschtabletten und Zahnpasta wurden sowohl zur subjektiven als auch zur objektiven Verbesserung der Anzeichen und Symptome der Xerostomie eingesetzt. Kürzlich wurde festgestellt, dass ein Mucinspray bei einem Patienten, der sich einer Bestrahlung unterzogen hatte, gegen Xerostomie hilfreich ist.[32]

Systemische Mittel - Cholinerge Agonisten, d. h. Pilocarpin und Cevimelin, wurden erfolgreich oral zur Steigerung der Speichelsekretion eingesetzt. Die optimale Dosierung von Pilocarpin beträgt 5 mg bei viermal täglicher Gabe oder 10 mg bei dreimal täglicher Gabe. Cevimelin 30 mg dreimal täglich wird zur Behandlung von Xerostomie infolge von Bestrahlung, Sjögren-Syndrom, HCV-Infektion und Arzneimitteltherapie eingesetzt. Bethanecol 25 mg dreimal täglich oral erhöht sowohl den unstimulierten als auch den stimulierten Speichelfluss bei Patienten mit Xerostomie infolge einer Bestrahlung. Bromhexin (32-48 mg täglich) und Zidovudin erhöhen die

Speichelflussrate und verringern die Xerostomiesymptome bei Patienten mit Sjogren-Syndrom.[32]

Immunologische Wirkstoffe - Die parenterale (3 × 106 IE/Woche) und intravenöse (1 × 106 IE/Woche) Verabreichung von Interferon-α erhöht den Speichel- und Tränenfluss bei Patienten mit primärem und sekundärem Sjögren-Syndrom durch Steigerung der Transkription und Produktion von Aquaporin-5, einem membrangebundenen Protein. Interferon-α-Lutschtabletten (150 IE dreimal täglich) verringern den Schweregrad der Xerostomie.[32]

Kortikosteroide - Systemische Kortikosteroide können bei der Linderung der oralen und okulären Symptome des Sjögren-Syndroms von Nutzen sein. Eine Kortikosteroidspülung (mit Prednisolon 2 mg/ml in normaler Kochsalzlösung) ist klinisch hilfreich, da sie den Speichelfluss in frühen Krankheitsstadien erhöht.[32]

Immunsuppressiva - Cyclosporin, Cyclophosphamid und Thalidomid führen bei systemischer Verabreichung zu einer deutlichen Verbesserung der Xerostomie.[32]

Speichelersatzmittel - Künstliche Speichelersatzmittel können verwendet werden, um die Mundhöhle zu befeuchten und verlorene Speichelfunktionen und -bestandteile bei Patienten mit anhaltender Xerostomie zu ersetzen. Dabei handelt es sich um wässrige Lösungen wie Muzine, Glykoproteine, Speichelenzyme und Polymere wie Carboxymethycellulose zum Schutz des Weichgewebes oder Ionen wie Kalzium, Phosphate oder Fluoride zum Schutz der harten Strukturen der Zähne. Im Handel erhältliche Produkte sind Luborant (enthält Laktoseperoxidase, Glandosan), Speichelorthona (ein Mundspray, das Schweineschleim enthält) und Biotene (enthält Bestandteile wie Polyglycerinmethacrylat, Laktoperoxidase, Glukoseoxidase), die die Mundtrockenheit verringern und die Mundfunktion verbessern. Es können auch Medikamente wie Salivix-Pastillen verwendet werden, die als lokale Speichelstimulanzien wirken.[32]

Prothesenmanagement - Zahnprothesen sollten mit 0,2 %iger Chlorhexidinlösung über Nacht oder 1 %igem Chlorhexidin-Gel zweimal täglich gereinigt werden. Bei Patienten mit trockenem Mund werden festsitzende, nicht gewebetragende Prothesen mit vollflächigen Retainern mit supragingivalen Rändern, leicht zu reinigenden Zwischengliedern und Verbindern empfohlen. Voll- oder Teilprothesen mit Metallbasis weisen eine verbesserte Retention und Stabilität auf. Prothesen auf Metallbasis sind pflegeleicht und weisen eine geringere Plaque-Ansammlung auf. Weiche Protheseneinlagen und Klebstoffe werden verwendet, um den Komfort, die Retention, die Polsterung und die Gleitwirkung zu verbessern. Xerostomie-Patienten, die implantatgetragene Prothesen tragen, berichten über einen besseren Mundkomfort und eine bessere Funktion im Vergleich zu konventionellen, schleimhautgetragenen Prothesen.[32]

Speichelschrittmacher - Die Neuroelektrostimulation erhöht die Speichelsekretion, und so wurde das Gerät Salitron eingeführt. Der Stimulator der ersten Generation verfügt über eine Sonde, die täglich einige Minuten lang intraoral an der Schleimhautoberfläche angebracht wird und den Neuronen das Signal gibt, den Speichelfluss auszulösen. Der Speichel-Neuroelektrostimulator der zweiten Generation ist eine herausnehmbare intraorale Vorrichtung, die für einzelne Patienten hergestellt wird und einem Mundschutz ähnelt, der zur Behandlung von Kiefergelenkserkrankungen und Bruxismus verwendet wird. Es wird berichtet, dass die Mundschleimhäute während der Anwendung und 10 Minuten nach der Entfernung des Geräts deutlich befeuchtet werden und die Xerostomie abnimmt. Das auf einem Zahnimplantat basierende intraorale Gerät der dritten Generation ist ein neuroelektrostimulierendes Miniaturgerät, das in die Mundhöhle implantiert wird. Es erzeugt häufige Stimuli, beeinträchtigt die normalen Mundfunktionen nicht, erkennt die Nässe/Trockenheit des Mundes und kann vom Patienten per Fernbedienung gesteuert werden.[32]

Psychologische Faktoren - Psychologische Faktoren, die eine Xerostomie verursachen, müssen untersucht und behandelt werden. Die Einnahme von Benzodiazepinen wie Ketazolam 15-30 mg vor dem Schlafengehen, gefolgt von einer schrittweisen Dosisreduzierung, wird empfohlen. Es ist wichtig, Reizstoffe wie Kaffee, Alkohol oder Tabakrauch zu vermeiden. Den Patienten wird empfohlen, Eiswürfel in den Mund zu legen und häufig Wasser zu trinken, um die Symptome der Mundtrockenheit zu lindern und Feuchtigkeit zuzuführen.

Akupunktur - Es ist bekannt, dass die Akupunktur die parasympathische Wirkung erhöht, was zu einer Freisetzung von Neuropeptiden führt und den Speichelfluss und die Speichelsekretion anregt, wodurch das Auftreten von Xerostomie verringert wird.

Hyperbare Sauerstofftherapie (HBO) - Die HBO-Therapie wird aufgrund ihrer angiogenetischen und revaskularisierenden Wirkung bei der Behandlung von Xerostomie bei Krebspatienten nach Bestrahlung immer beliebter, aber der genaue Mechanismus ist noch nicht bekannt.

Tissue Engineering - Die künstliche Speicheldrüse wird auf der Grundlage der Prinzipien des Tissue Engineering hergestellt. Die Vorrichtung besteht aus einem Blindend-Röhrchen aus porösem, langsam biologisch abbaubarem Substrat, das auf der Innenseite des Röhrchens mit Matrixkomponenten beschichtet ist, um die Bildung einer polarisierten Epithelzell-Monoschicht zu ermöglichen, die für eine unidirektionale Flüssigkeitsausscheidung sorgt, und wird chirurgisch in die Wangenschleimhaut mit einer Öffnung in der Mundhöhle implantiert, ähnlich wie das natürliche Gangsystem.[32]

2.4 Idiopathische Dysgeusie

Einleitung:

Die Geschmackswahrnehmung ist ein wichtiger Faktor für die Erhaltung des menschlichen Lebens. Geschmacksstörungen können vom völligen Verlust des Geschmacks bis zum ständigen Vorhandensein von Phantomgeschmäckern reichen, wie z. B. einem bitteren oder metallischen Geschmack, ohne dass sich eine schädliche Substanz im Mund befindet. Solche Störungen und die damit verbundenen Ernährungsumstellungen können zu Unterernährung (möglicherweise mit Todesfolge), Fettleibigkeit oder anderen gesundheitlichen Problemen wie Bluthochdruck führen. Geschmacksstörungen können als Folge einer Autoimmunerkrankung, einer Entzündung, eines Hormonungleichgewichts, einer Nervenschädigung, psychologischer Probleme (z. B. Magersucht), einer medikamentösen Behandlung oder eines bösartigen Tumors auftreten; sie können auch eine Folge des natürlichen Alterungsprozesses sein. Bei der Mitteilung ihrer Symptome verwechseln die Patienten häufig Geschmacksveränderungen mit Geschmacksveränderungen. Die 5 Hauptgeschmacksrichtungen werden als salzig, süß, sauer, bitter und umami beschrieben. Der Verlust des Geschmacks resultiert speziell aus einer Veränderung der Reaktion einer Person auf eine der 5 Geschmacksmodalitäten; im Gegensatz dazu resultiert der Verlust der Geschmackswahrnehmung aus einer Schädigung des Geruchssinns oder des Trigeminusnervs, der die Somatosensorik des oralen und perioralen Gewebes versorgt, mit oder ohne Veränderungen des Geschmacks.[35,36]

Geschmackspfad:

Die Geschmacksbahn ist ein kompliziertes System, das aus verschiedenen Strukturen besteht, die von Hirnnerven versorgt werden. Der Gesichtsnerv (Nervus VII) innerviert über die Chorda tympani die vorderen zwei Drittel der spezialisierten Schleimhaut, die den dorsalen Aspekt der Zunge und des weichen Gaumens bedeckt. Der Nervus glossopharyngeus (Nerv IX) innerviert über seine Glossaläste das hintere Drittel der Zunge, und der Nervus vagus (Nerv X) versorgt die Pharynxschleimhaut mit Gefühlen. Die Geschmacksknospen enthalten drei Arten von Geschmacksrezeptoren:[35]

Typ I: Rezeptoren erkennen den Salzgeschmack

Typ II: Die Rezeptoren befinden sich in den fungiformen und circumvallaten Papillen und erkennen süße, bittere und umami Geschmacksrichtungen

Typ III: Die Rezeptoren befinden sich in den Circumvallate- und Foliate-Papillen und können sauren Geschmack erkennen

- Die Rolle des Speichels[35] -

Der Speichel trägt durch folgende Mechanismen zur Geschmackswahrnehmung bei:

- Löslichkeit der Geschmacksstoffe im Speichel
- Mögliche chemische Wechselwirkungen mit den verschiedenen Bestandteilen des Speichels
- Die Speichelsekretion spielt eine Schlüsselrolle für den Geschmack, einschließlich des Transports von Geschmacksstoffen und des Schutzes der Geschmacksrezeptoren vor Schädigungen durch Trockenheit, Infektionen und Atrophie bei Nichtgebrauch.

- Die Rolle von Zink[35] -

- Zink ist ein wichtiger Bestandteil für die Reparatur und den Erhalt der Geschmacksknospen.
- Zink hilft bei der Synthese des Proteins Gustin, das mit der Bildung von Geschmacksknospen verbunden ist
- Eine Verminderung der Speichelgustin/Kohlensäureanhydrase VI verursacht Geschmacks- und Geruchsstörungen, die mit Zink behandelt werden können.
- Es ist ein Kofaktor für die alkalische Phosphatase, ein wichtiges Enzym der Geschmacksknospenmembran.

Einstufung:[35]

Geschmacksstörungen werden auf der Grundlage von zwei Prinzipien klassifiziert: Art und Ort der Läsion.

Auf der Grundlage der Art der Läsion werden Geschmacksstörungen unter[35] eingeteilt:

- Quantitative Störungen:

- Hypergeusie - erhöhte Geschmacksempfindlichkeit
- Hypogeusie - verminderte Geschmacksempfindlichkeit

- Dysgeusie - Geschmacksverwirrung
- Ageusie - vollständiger Verlust des Geschmacks
- Qualitative Störungen:
- Parageusia
- Pseudogeusia
- Phantogeusia
- Agnogeusia

Nach Fikentscher 1987 werden Geschmacksstörungen nach dem Ort der Läsion eingeteilt, z. B. ist die Dysguesie auf[35] zurückzuführen:

- Epitheliale Störungen - Störung der Geschmackserkennung aufgrund von Erkrankungen der Schleimhaut und der Geschmacksknospen
- Neuronale Störungen - Defekt in der Übertragung und Wahrnehmung des Geschmacksreizes aufgrund von neuronalen Störungen
- Zentrale Störungen - zentrale Läsionen, wie z. B. Hirntumor, Operationen, Kopftrauma, Alzheimer-Krankheit und so weiter.

Geschmacksstörungen können je nach Beeinträchtigung in drei Kategorien eingeteilt werden[35] :

- Kategorie I - Äußere Schädigung der Geschmackspapillen und Geschmacksknospen: Verursacht durch Mundtrockenheit (Xerostomie, Hyposalivation), Zungenbelag, atrophische Glossitis, iatrogene Ursachen (z. B. zahnärztliche Behandlung oder Bestrahlung), Verbrennungen, Exposition gegenüber toxischen Substanzen und andere äußere Schädigungsquellen
- Kategorie II - Innere Schädigung der Geschmackspapillen und Geschmacksknospen: Verursacht durch Zinkmangel, Alterung, übermäßige Medikamenteneinnahme, Vitaminmangel, systemische Erkrankungen (z. B. Bulimie, Anorexie, Hypothyreose, Cushing-Syndrom, Diabetes mellitus, Lebererkrankungen und andere), Infektionen der oberen Atemwege und Exanthem-Dysgeusie
- Kategorie III - Störung der Nervenbahn für die Geschmacksempfindung: Sie könnte das Ergebnis einer peripheren oder zentralen Nervenschädigung sein, wie

z. B. eine Degeneration der Geschmacksknospen nach einer Verletzung des Chorda-Tympani-Nervs oder eines Kopftraumas.

Je nach den Ergebnissen der Geschmackstests können die Geschmacksstörungen wie folgt klassifiziert werden[35] :

- Totale Ageusie - völliges Fehlen der Geschmacksempfindung für alle Arten von Geschmäckern
- Partielle Ageusie - völliges Fehlen des Geschmacksempfindens bei wenigen Geschmacksrichtungen
- Totale Hypogeusie - verminderte Empfindung für alle Arten von Geschmäckern
- Partielle Hypogeusie - verminderte Empfindung für wenige Geschmäcker
- Hypergeusie - erhöhte Geschmacksempfindlichkeit
- Dysgeusie - Geschmacksverwirrung oder Vorhandensein einer seltsamen, verzerrten Geschmacksempfindung

Ätiologie: [35]

Zahnärztliche Ursachen:

- Trauma (Verbrennungen, Risswunden, chemische Schäden, Anästhesie, Chirurgie)
- Schädigung des Nervus chorda tympanicus bei der Extraktion von impaktierten dritten Unterkiefermolaren
- Zahnfleischoperationen und Parodontalbehandlungen
- Retraktion des Zahnfleischlappens
- Direktes Nadeltrauma der Nerven bei der Injektion von Lokalanästhetika
- Galvanik

Schleimhauterkrankungen der Zunge:

- Karzinom der Zunge
- Geografische Zunge

- Rissige Zunge
- Autoimmunerkrankungen wie Lichen planus der Zunge
- Allergische Glossitis
- Atrophische Candidiasis
- Behaarte Zunge
- Atrophie der Papillen als Folge systemischer Erkrankungen (Hunter-Glossitis, Himbeerzunge, Erdbeerzunge usw.)

Infektionen:

- Virale Infektionen: Virale Stomatitis, Herpes zoster
- Bakterielle Infektionen: ANUG, ANUP
- Pilzinfektionen: Candidiasis, Prothesenstomatitis

Orale Gewohnheiten:

- Kauen von Tabak
- Rauchen Alkoholkonsum
- Schlechte Mundhygiene

Nährstoffmängel:

- Zink- und Kupfermangel
- Vit-B3
- B12-Mangel
- Eisenmangel

Drogen:

- Krebsmedikamente
- Antibiotika
- Methotrexat
- Dexamethason
- Antihypertensiva
- Mundspülungen (Chlorhexidin), Zahnputzmittel, Gele

Speichelflussstörung:

- Xerostomie aufgrund von Autoimmunerkrankungen wie dem Sjogren-Syndrom

- Medikamenteninduzierte Xerostomie
- Speicheldrüsenaplasie
- Sialadenitis als Folge von bakteriellen oder viralen Infektionen

Probleme des peripheren oder zentralen Nervensystems:

- Neurologische Erkrankungen (Alzheimer, Parkinson, Chorea Huntington, Schlaganfall, Epilepsie)
- Bellsche Lähmung
- Psychiatrische Störungen, Depression

Geschmacksprüfung/Geschmackstest[35] :

Die verschiedenen Methoden der Geschmacksprüfung sind wie folgt:

Ganzmundtest/Schluck- und Spuckmethode: Ein Ganzmundgeschmackstest dient dazu, die Fähigkeit des Patienten zu beurteilen, unterschiedliche Konzentrationen von süßen, sauren, salzigen und bitteren Geschmackslösungen zu erkennen, zu identifizieren und deren Intensität zu bewerten. Der Geschmack kann durch Mononatriumglutamat verstärkt werden, ein Phänomen, das als umami bezeichnet wird. Bei dieser Methode wird eine Lösung mit einer bestimmten Konzentration einer süßen, salzigen, bitteren oder sauren Substanz gegurgelt und dann ausgespuckt. Der Patient wird aufgefordert, den Geschmack zu identifizieren, und die Konzentration kann variiert werden, um die Empfindlichkeitsschwelle zu bestimmen. Der Nachteil dieser Methode ist, dass regionale Schädigungen (z. B. an der Zungenspitze) durch die Stimulation der übrigen Geschmackszellen in der Mundhöhle überdeckt werden.

Räumlicher Geschmackstest (Zungenkartierung): Ein räumlicher Test wird verwendet, um verschiedene Bereiche des Mundes zu beurteilen, da lokalisierte Bereiche der Beeinträchtigung unentdeckt bleiben können. Ein Wattestäbchen, das in eine spezielle Geschmackslösung getaucht ist, wird in verschiedenen Bereichen des Mundes platziert. Der Rachen wird bewertet, indem der Patient einen Teil der jeweiligen Geschmackslösung schluckt. Die Person wird aufgefordert, die Geschmacksqualität und -intensität zu beurteilen.

Filterpapierscheiben-Methode: Bei diesem Test wird das Filterpapier oder ein auflösbarer Streifen mit einer bekannten Konzentration eines süßen, salzigen, bitteren oder sauren Stoffes beschichtet. Das Filterpapier oder der Streifen wird auf einen bestimmten Bereich der Zunge oder des Gaumens gelegt und der Patient wird gebeten, den Geschmack zu identifizieren. Die Konzentration kann verändert werden, um die Empfindlichkeitsschwelle zu bestimmen. Ziel ist es, die wichtigsten Regionen der Geschmackszellen zu aktivieren, um festzustellen, ob die Person ein partielles Geschmacksdefizit oder eine vollständige Schädigung aufweist.

Elektrogustometrie: Bei der Elektrogustometrie werden schwache elektrische Ströme an die verschiedenen Geschmacksknospenfelder angelegt. Sie wird zur Messung der Geschmacksschwelle verwendet, indem ein vorübergehender kontrollierter anodischer Strom durch die Zungenschleimhaut geleitet wird. Wenn Strom durch die Zunge fließt, wird ein ausgeprägter Metallgeschmack wahrgenommen.

Essbare Geschmacksstreifen: Die essbaren Geschmacksstreifen werden aus Methylcelluloselösungen hergestellt, die getrocknet werden, um dünne Filme zu bilden. Die maximale Menge eines Geschmacksstoffs, die in einem 2,54 × 2,54 cm großen Geschmacksstreifen enthalten sein kann, beträgt 5 % für jede Geschmacksstoffklasse (süß, sauer, salzig, bitter und umami).

Test zur Geschmacksunterscheidung: Ein Geschmacksunterscheidungstest wird häufig verwendet, um die Kombination der beiden Geschmacks- und Geruchsempfindungen zu bewerten. Es werden vier verschiedene Lösungen mit unterschiedlichem Süßegrad verwendet. Der Patient wird aufgefordert, die Lösungen in zufälliger Reihenfolge zu probieren.

Geruchstests: Geschmackstests sind ohne Geruchstests unvollständig. Geruchstests können durchgeführt werden, indem die Patienten gebeten werden, gängige Gerüche (z. B. Schokolade, Kaffee, Mottenkugeln) zu identifizieren, nachdem sie ihnen ausgesetzt wurden (jeweils ein Nasenloch). Ein Defizit in der Geruchsfunktion, entweder beidseitig oder einseitig, kann auf eine Obstruktion in den Nebenhöhlen oder auf einen schleichenden neurologischen Prozess zurückzuführen sein.

Behandlung:

Beratung der Patienten mit Bewältigungsstrategien und Techniken zur Verhaltensänderung. Die Patienten müssen auch in Fragen der Ernährung und des Appetits beraten werden, um Ernährungsdefizite zu vermeiden.[35]

Klinische Hinweise deuten darauf hin, dass die exogene Verabreichung von Zinksulfat erfolgreich Geschmacks- und Geruchsstörungen verbessert. Zinkgluconat (50 mg dreimal täglich) hatte eine positive Wirkung auf Geschmacksstörungen in einer Population mit Zinkmangel und auch bei Patienten mit idiopathischem Geschmacksverlust unabhängig vom Serumzinkspiegel. Es wird angenommen, dass eine Zinkergänzung bei der Behandlung von Geschmacksstörungen hilft, indem sie die Proliferation normaler Geschmacksknospenzellen fördert, selbst bei Patienten ohne Zinkmangel.[36]

Alpha-Liponsäure, ein wichtiges Coenzym und Antioxidans in vielen zellulären Prozessen im Körper, wurde auch zur Behandlung der idiopathischen Dysgeusie vorgeschlagen. Laut einer Studie von Femiano und Kollegen zeigten 91 % der Patienten mit idiopathischer Dysgeusie, die α-Liponsäure (200 mg alle acht Stunden) einnahmen, eine gewisse Besserung, und 46 % erlebten eine vollständige Auflösung.[35]

Jüngste Forschungsergebnisse deuten darauf hin, dass die Lipidperoxidation im Epithel der Mundschleimhaut zur Bildung von Carbonylen führen kann, die ein metallisches Geschmacksempfinden in der Mundhöhle hervorrufen. Eisen reagiert mit der Haut und erzeugt eine Reihe von Aldehyden und Ketonen, die einen metallischen Geruch hervorrufen. Somit können Antioxidantien die Lipidperoxidation in Lebensmitteln und Körpersystemen verhindern oder reduzieren und auch eine Rolle bei der Verhinderung des metallischen Geschmacks spielen. [35]

Trizyklische Antidepressiva und Clonazepam wurden bei der Behandlung von neuropathischen oralen Beschwerden, einschließlich des Syndroms des brennenden Mundes, eingesetzt.

3.1 Zahn- und Parodontalerkrankungen, die durch Bruxismus verursacht werden

Einleitung:

Bruxismus ist eine pathologische Aktivität des stomatognathen Systems, die mit Zähneknirschen und Zusammenpressen bei parafunktionellen Kieferbewegungen einhergeht. Marie und Pietkiewitz verwendeten den Begriff Bruxismus erstmals 1907.[37] Die American Academy of Orofacial Pain definiert Bruxismus als "Tägliche oder nächtliche Aktivität, die Zähnepressen, Knirschen und Zähneknirschen beinhaltet. Es kann klinisch diagnostiziert werden, wenn eine übermäßige Abnutzung der Zähne vorliegt, die nicht durch Kauen verursacht werden kann. Bruxismus ist eine orale Bewegungsstörung, die durch Knirschen oder Pressen der Zähne gekennzeichnet ist. Die Störung kann sowohl im Schlaf als auch im Wachzustand auftreten. Eines der auffälligsten klinischen Anzeichen ist die abnorme Abnutzung der Zähne, die durch das Zähneknirschen und -pressen verursacht wird. Zahnfrakturen und/oder Zahnfüllungen, Wurzelfrakturen, Zahnbeweglichkeit, Schmerzen, hypertrophierte Gesichtsmuskeln und eine verminderte Fähigkeit, den Mund beim Aufwachen zu öffnen, sowie häufige Kopfschmerzen, insbesondere im Bereich der Schläfenmuskeln, können ebenfalls auftreten.[38] Bruxismus ist in der Internationalen Klassifikation der Schlafstörungen (ICSD) aufgeführt. Bruxismus ist nach Sprechen und Schnarchen die dritthäufigste Form der Schlafstörung.

Nomenklatur: [39]

- 1901: Karolyi M - "traumatische Neuralgie"
- 1907: Marie Pietkiewicz - "Bruxomanie"
- 1931: Frohman - "Bruxismus"
- 1972: Schlagzeug - "emotional geladene Parafunktion"
- 1971: Ramjford Ash - "zentrischer und exzentrischer Bruxismus".

Epidemiologie:

-Nach Angaben der IKSDR -knirschen 85-90 % der Allgemeinbevölkerung im Laufe ihres Lebens mit den Zähnen, aber nur 5 % entwickeln eine klinische Erkrankung. Von Bruxismus im Wachzustand (AB) sind Frauen häufiger betroffen als Männer, während beim Schlafbruxismus (SB) Männer ebenso häufig betroffen sind wie Frauen. Eine systematische Überprüfung der epidemiologischen Berichte im Jahr 2013 ergab eine Prävalenz von 22,1-31 % für AB, 9,7-15,9 % für SB und eine Gesamtprävalenz von 8-31,4 % für Bruxismus.[39]

Einstufung: [38,39]

Bruxismus kann nach verschiedenen Kriterien klassifiziert werden.

1. Nach dem Zeitpunkt des Auftretens:
- Bruxismus im Wachzustand: tritt auf, wenn die Person wach ist
- Schlafbruxismus: tritt auf, wenn die Person schläft
- Kombinierter Bruxismus: in beiden Situationen vorhanden

2. Nach Ätiologie:
  - Primärer, essentieller oder idiopathischer Bruxismus:
- Peripherie: okklusale Faktoren
- Zentral: SNc aminerge Störung
  - Sekundärer Bruxismus:
- In Verbindung mit bestimmten Medikamenten:

  Antidepressiva - Selektive Serotonin-Wiederaufnahmehemmer

  Inhibitoren von Kalziumkanälen

  Antidopaminerge Medikamente

  Antipsychotika

  Koffein

  Kokain

  Alkohol
- Assoziiert mit Schlafstörungen:

  Syndrom der ruhelosen Beine

  Periodische Bewegungsstörungen der Gliedmaßen (PMLD)

  REM-Schlaf-Verhaltensstörung

  Obstruktive Schlafapnoe
- Assoziiert mit neurologischen Störungen:

  Oromandibuläre Dystonie

Hemifazialer Spasmus

Die Parkinsonsche Krankheit

Demenz

Myofasziales Schmerzsyndrom

- Assoziiert mit psychiatrischen Störungen:

Squizophrenie

Bulimia nervosa

3. Nach Art der motorischen Aktivität:
- Tonisch: Muskelkontraktion, die länger als 2 s anhält
- Phasisch: Kurze, wiederholte Kontraktionen der Kaumuskulatur mit drei oder mehr aufeinanderfolgenden elektromyografischen Aktivitätsschüben, die jeweils zwischen 0,25 und 2 s dauern
- Kombiniert: Abwechselndes Auftreten von tonischen und phasischen Episoden

4. Nach Zeitraum des Auftretens:
- Bruxismus in der Vergangenheit
- Aktueller oder gegenwärtiger Bruxismus

5. Nach Schweregrad:
- Schwach - weniger als nächtlich, ohne Schäden an den Zähnen oder psychosoziale Beeinträchtigung
- Mäßig - nächtliches Auftreten, mit leichter Beeinträchtigung der psychosozialen Funktionsfähigkeit
- Schwere - nächtlich auftretende Schäden an den Zähnen, Kiefergelenksstörungen und andere körperliche Verletzungen sowie schwere psychosoziale Beeinträchtigungen

Ätiologie:

- Lokale Faktoren - Dazu gehören traumatische Okklusion, Zahntrauma, vorzeitiger Kontakt, übermäßiger Zahnersatz, atypischer Durchbruch von Milch- und bleibenden Zähnen. Zahnfehlstellungen, falsche Restaurationen, parodontaler Zahnstein, Zahnmobilität, Lippendeformitäten, Gingivahyperplasie und andere Faktoren, die mit der Okklusionsphysiologie zusammenhängen, begünstigen ihre Entstehung[38]

- Systemische Faktoren - Dazu gehören Ernährungsmangel, Parasitose, Down-Syndrom, Magen-Darm-Störungen, allergische Reaktionen, Medikamente, unkontrollierte enzymatische Verdauung, Hirnschäden, Nebenwirkungen von Medikamenten, geistige Retardierung und eine zerebrale Lähmung [38]
- Ernährungsfaktoren - Dazu gehören der Konsum von xanthinhaltigen Getränken (Kaffee, Tee, Schokolade, Softdrinks) und Rauchgewohnheiten, die das zentrale Nervensystem stimulieren, Angst und Stress verstärken und somit Bruxismus auslösen können.[38]
- Psychologische Faktoren - Hypothetisch gesehen würden Verhaltensfaktoren, Angst, Anspannung, negative Emotionen und Frustrationen zu einer erhöhten Aktivität der Hypothalamus-Hypophysen-Nebennieren-Achse führen, mit einem Anstieg der ACTH-, Cortisol- und Adrenalin-Sekretion durch die Nebennieren, sowohl im Schlaf als auch im Wachzustand. Die Freisetzung von Adrenalin würde eine Erhöhung des neuromuskulären Tonus, eine Verringerung der Speichelsekretionsrate sowohl im Schlaf als auch im Wachzustand und eine tonische Erhöhung der basalen Aktivität des sympathischen Nervensystems begünstigen, was zu einer Erhöhung der Häufigkeit des Zähneknirschens im Schlaf führen würde.[37]
- Genetische Faktoren - Es kann eine gewisse vererbte Anfälligkeit für die Entwicklung von SB bestehen. 21-50 % der Menschen mit SB haben ein direktes Familienmitglied, das in seiner Kindheit an SB erkrankt war.[39]
- Medikamente - Dopamin-Agonisten, Dopamin-Antagonisten, trizyklische Antidepressiva, selektive Serotonin-Wiederaufnahmehemmer, Amphetamine[39]

Physiopathologie:

Schlafbruxismus steht im Zusammenhang mit einer bestimmten Art von Kaumuskelaktivität, die durch rhythmische, pseudomastische -Kieferbewegungen gekennzeichnet ist-, die ein- oder zweimal pro Stunde Schlaf mit einer Frequenz von etwa 1 Hz auftreten [Flussdiagramm 3].[39]

↑Dominanz des sympathischen Nervensystems; ↓Prädominanz des parasympathischen Nervensystems 8-4 min

⇩

↑Aktivierung EEG Großhirnrinde α-Wellen 4 s

⇩

↑Herz- und Atemfrequenz; ↑suprahyoider Muskeltonus 1-s

⇩

↑zwei Mal tief durchatmen

⇩

Bruxing-Episode

Flussdiagramm 3 - Zeitliche Abfolge der physiologischen Phänomene des Mikroarousal mit rhythmischer Kaumuskeltätigkeit vor einer Bruxismus-Episode

- Folgen - Die Kaumuskeln, die für die Bewegung des Kiefers zuständig sind, werden beeinträchtigt. Der Betroffene kann einen Zahn über einen Zeitraum von 2,5 Sekunden pro Zusammenpressen mit über 20 g belasten. Dies liegt weit über der normalen Funktion.
- albelastungen und Ursachen. Sie beeinträchtigen die propriozeptiven Nervenenden → beeinträchtigen den schützenden Reflexmechanismus, was zu abnormaler Muskelaktivität führt → die Gewohnheit wird aufrechterhalten. Wenn keine Zahnfleischentzündung oder parodontale Zerstörung vorliegt, kann sich das Stützgewebe an die Belastung durch ein primäres okklusales Trauma anpassen, während die adaptive Reaktion bei einer frühen bis mittelschweren Parodontitis dieselbe ist. Bei schwerer Parodontitis ist das Fortschreiten der Krankheit beschleunigt.[39]

Klinische Merkmale:

- Symptome[39]-

- Knirschen mit den Zähnen, begleitet von einem charakteristischen Geräusch, das sogar den Bettpartner des Bruxers wecken kann

- Schmerzen in den Kiefergelenken
- Schmerzen in der Kaumuskulatur und der Halsmuskulatur
- Kopfschmerzen (insbesondere in der Schläfengegend, wenn der Patient morgens aufwacht)
- Überempfindliche Zähne
- Übermäßige Zahnbeweglichkeit
- Schlechte Schlafqualität: Müdigkeit

- Schilder[39] -
- Abnormaler Zahnverschleiß
- Einbuchtungen der Zunge
- Linea alba entlang der Bissfläche
- Zahnfleischschwund
- Vorhandensein eines Torus maxillaris und/oder mandibularis
- Zunahme der Muskeltätigkeit (diese wird vom Polysomnographen aufgezeichnet)
- Hypertrophie der Kaumuskeln
- Verringerung des Speichelflusses
- Zerstörung von Füllungen und/oder Zähnen
- Einschränkung der -Mundöffnungsfähigkeit

Die Diagnose:[39]

Internationale Klassifikation der SchlafstörungenR -(IKSDR-) Diagnosekriterien[39] :

- Symptom des Zähneknirschens -oder Zähnepressens -im Schlaf und
- Einer oder mehrere der folgenden Punkte:
- Abnormaler Zahnverschleiß
- Schleifende Geräusche
- Beschwerden in der Kiefermuskulatur

Mit den folgenden Kriterien, die die Diagnose[39] stützen:

- Polysomnographie zeigt - Aktivität der Kiefermuskeln während des Schlafs und keine damit verbundene epileptische Aktivität

- Keine anderen medizinischen oder psychischen Störungen (z. B. schlafbezogene -Epilepsie, die abnorme Bewegungen während des Schlafs verursachen kann)
- Vorliegen anderer Schlafstörungen (z. B. obstruktives Schlafapnoe-Syndrom)

Behandlung:[39]

- Erster Schritt: Beseitigen Sie die ursächlichen Faktoren wie z. B.: Rauchen aufgeben, Alkohol aufgeben, Kaffeekonsum aufgeben
- Zweiter Schritt: Diskussion mit den Patienten
- Dritter Schritt: Bei positiver okklusaler Disharmonie -Koronoplastik

Die Behandlung des Bruxismus erfolgt ebenfalls durch die Einteilung der Patienten in irreversible und reversible[39] :

1. **Unumkehrbar:**
    - Okklusale Anpassung; nur in der Anfangsphase (durch selektives Einschleifen, okklusale Rehabilitation, Kieferorthopädie)
    - Orale Rehabilitation
2. **Umkehrbar:**
    - Beitragende Kontrollfaktoren: Kontrolle der psychischen Faktoren: Psychotherapie, Entspannung und Yoga
    - Medikamente: Benzodiazepine, Antikonvulsiva, Betablocker, Dopaminwirkstoffe, Antidepressiva, Muskelrelaxantien

Botulinumtoxin- Botulinumtoxin (Botox) wurde als Behandlung für Bruxismus vorgeschlagen. Botox-Injektionen werden bei Bruxismus auf der Grundlage der Theorie eingesetzt, dass eine verdünnte Lösung des Toxins die Muskeln teilweise lähmt und ihre Fähigkeit, gewaltsam zu pressen, verringert.

Bissanzeiger:

1. **Okklusionsschild** - Deckt die Okklusionsfläche, die Inzisalkanten und die fazialen und lingualen Zahnwölbungen ab. Schienen tragen auch zur Verringerung der Muskelbelastung bei, indem sie es dem Ober- und Unterkiefer ermöglichen, sich leicht gegeneinander zu bewegen. Zahnschienen werden in der Regel während jeder Nacht getragen, und zwar langfristig-. Er vermeidet Schäden an den Kiefergelenken, stabilisiert die Okklusion, indem er allmähliche

Veränderungen der Zahnpositionen minimiert, vermeidet Zahnschäden und zeigt das Ausmaß und die Muster des Bruxismus durch die Untersuchung der Markierungen auf der Oberfläche der Schiene.

2. **Anteriore Aufbissschiene** - wird bei starker Abnutzung verwendet. Eine Repositionierungsschiene dient dazu, die Okklusion oder den Biss des Patienten zu verändern. Sie hilft, Gewebeschäden vorzubeugen, indem sie die Bisskraft reduziert, die bei dem Versuch, den Kiefer normal zu schließen, zu einer Vorwärtsdrehung der unteren Frontzähne führt, so die Theorie. Die Absicht ist, dass das Gehirn die Nervenempfindungen als unerwünscht interpretiert und so unbewusst und automatisch die Bisskraft reduziert.

3.2 Beißen auf die Mundschleimhaut (Selbstverstümmelung)

Einleitung:

Chronisches Beißen auf die Mundschleimhaut oder Morsicato mucosae oris ist eine Form der faktischen/unbeabsichtigten Verletzung. Das gewohnheitsmäßige Lippen- oder Wangenbeißen ist in der Regel eine unbewusste psychogene Angewohnheit, die durch ein breites Spektrum von Emotionen ausgelöst wird. Diese milde Form der Selbstverstümmelung kann manchmal als Reaktion auf orale Stimuli auftreten. Das gewohnheitsmäßige Lippen- und Wangenbeißen wird zu einer fixen Neurose, und die Häufigkeit und Schwere des Beißverhaltens kann direkt mit dem erlebten Stress zusammenhängen. Diese selbstverstümmelnden Verletzungen stellen einen Teufelskreis dar, bei dem ein Trauma zu einer Entzündung führt und eine entzündliche Läsion aufgrund der anhaltenden Gewohnheit zu weiteren Verletzungen führt.[40]

Epidemiologie:

Das Beißen auf der Mundschleimhaut kommt bei 750 von einer Million Menschen vor. Es wurde untersucht, dass Wangenbeißerläsionen der fünfthäufigste Mundschleimhautbefund sind, wobei Frauen überwiegen.[40]

Klinische Merkmale:

Versehentliches Beißen auf die Schleimhaut führt zu Schleimhautblutungen und schmerzhaften Geschwüren. Diese Läsionen heilen im Allgemeinen innerhalb weniger Tage ohne Komplikationen ab. Wiederholtes Beißen führt zu einem traumatisierten Bereich, der manchmal verdickt, vernarbt und blasser als die umgebende Schleimhaut ist, der empfindlich oder nicht empfindlich sein kann und sich manchmal als Ödem, Purpura und Erosionen zeigt.[40] Chronisches gewohnheitsmäßiges Beißen auf der Mundschleimhaut kann zu vorübergehenden oder anhaltenden weißen Flecken führen. Chronisches Beißen (Knabbern) auf der Wangenschleimhaut führt häufig zu losen fadenförmigen Keratinfetzen, Gewebeanhängseln oder schuppenden Bereichen auf der Schleimhautoberfläche, die als "Morsicatio buccarum" bezeichnet werden (Abb. 9).

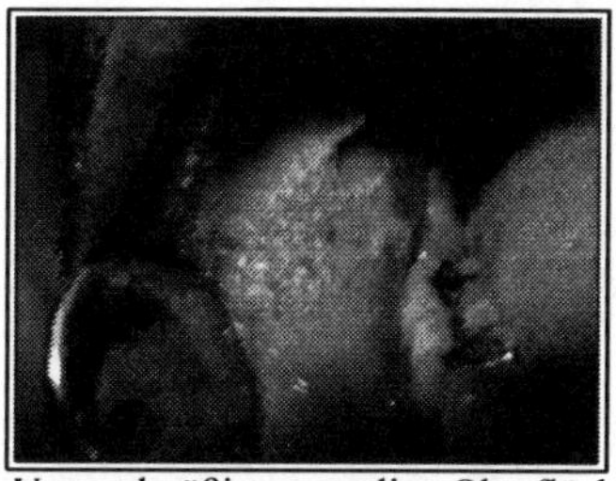

Abb.9 Unregelmäßige, zottelige Oberfläche, typisch für

Die Wangenschleimhaut ist die am häufigsten betroffene Stelle. Diese Läsionen treten zwischen dem 3. und 6. Lebensjahrzehnt auf. Sie entstehen in der Regel durch absichtliches oder sogar unbewusstes Beißen, obwohl viele Patienten ihre Gewohnheit verleugnen. [41]

Differentialdiagnose:

Ein breites Spektrum oraler Erkrankungen wie genetisch bedingte Schleimhauterkrankungen, weißer Schwammnävus, chronische allergische Kontaktstomatitis, Läsionen durch rauchlosen Tabak, orale haarige Leukoplakie, urämische Stomatitis und Kaumuskulatur sind wichtige Differentialdiagnosen. [40,41]

Behandlung:

Patienten mit selbstverletzendem Verhalten sind sich ihrer Gewohnheit nicht bewusst und helfen nicht bei der Diagnose. Beratung, Biofeedback, Entspannungstechniken und Hypnose oder psychiatrische Behandlung wurden zusammen mit der zahnärztlichen Behandlung der Auswirkungen der Gewohnheit vorgeschlagen. Es wurde über verschiedene zahnärztliche Vorrichtungen zur Kontrolle des Beißens auf der Mundschleimhaut berichtet. Eine zahnärztliche Apparatur beseitigt nicht die Ursache für das Beißen in die Mundschleimhaut, sie ist jedoch ein wirksames Mittel zur Kontrolle dieser Selbstverstümmelung. Verwendung verschiedener Arten von herausnehmbaren Schilden, die speziell aus weichem Silikonunterfütterungsmaterial hergestellt werden und die Zunge schützen; Lippenpuffer, die auf kieferorthopädische Bänder gelötet werden, um das Lippenbeißen zu verhindern; weicher Mundschutz, Okklusionsschutz/Schiene, Mundschutz aus klarem Acryl, der sich vom Oberkiefervorhof bis zum Unterkiefervorhof erstreckt, eine herausnehmbare Apparatur mit zwei seitlichen Acrylschilden, die durch einen runden Edelstahldraht verbunden sind, um Verletzungen des Wangenvorhofs zu verhindern.[40]

4.1 Oraler Lichen planus

Einleitung:

Lichen planus (LP) ist eine chronische mukokutane Erkrankung des geschichteten Plattenepithels, die Mund- und Genitalschleimhäute, Haut, Nägel und Kopfhaut betrifft. Der orale Lichen planus (OLP) ist das schleimhautbedingte Gegenstück zum kutanen LP.[42] Ferdinand Ritter von Hebra prägte 1860 die erste klinische Beschreibung des Lichen planus als Lichen ruber planus. Im Jahr 1869 verfeinerte Erasmus Wilson die klinische Beschreibung und prägte den Begriff Lichen planus. Im Gegensatz zum kutanen Lichen planus, der selbstlimitierend ist, tritt die pruriginöse orale Variante des Lichen planus chronisch auf, mit Phasen von Exazerbationen und Remission.[43,44] Für die Diagnose des oralen Lichen planus sind sowohl klinische als auch histologische Untersuchungen erforderlich. OLP steht nachweislich mit systemischen Erkrankungen wie Diabetes mellitus (DM), Bluthochdruck, metabolischem Syndrom (MS), Schilddrüsenerkrankungen, psychosomatischen Beschwerden, chronischen Lebererkrankungen, Magen-Darm-Erkrankungen und genetischer Anfälligkeit für Krebs in Verbindung. Daher sollte OLP als eine systemische Erkrankung betrachtet werden, und der Zahnarzt sollte sich der verschiedenen systemischen Assoziationen von LP bewusst sein.[45]

Epidemiologie:

Die Prävalenz von OLP in der allgemeinen erwachsenen Bevölkerung beträgt 0,5-2 %. Das Geschlechterverhältnis zwischen Männern und Frauen beträgt 2:1, und das Alter bei Auftreten der Krankheit liegt zwischen 30 und 60 Jahren.[43] Das Durchschnittsalter zum Zeitpunkt der Diagnose liegt bei etwa 55 Jahren. Das relative Risiko beträgt 3,7 % bei Personen mit gemischten oralen Gewohnheiten, am niedrigsten (0,3 %) bei Nichtrauchern und am höchsten (13,7 %) bei Rauchern und Kautabakkonsumenten.[46] OLP tritt häufiger auf als die kutane Form und ist in der Regel hartnäckiger und resistenter gegenüber der Behandlung.[42]

Ätiologie:

Genetischer Hintergrund: Familiäre Fälle sind selten. Es wurde ein Zusammenhang mit HLA-A3, A11, A26, A28, B3, B5, B7, B8, DR1 und DRW9 beobachtet.

Genetischer Polymorphismus der Zytokine, IFN-gamma, Zunahme der Häufigkeit des 308A TNF-alpha-Allels (SKIN)[42,43]

Zahnärztliche Materialien: Zahnamalgam, harzhaltige zahnärztliche Materialien und Komposit-Restaurationen verursachen Berichten zufolge eine hohe Inzidenz von oralen lichenoiden Reaktionen und oralem Lichen planus. Es heißt, dass sie Läsionen durch Kontaktüberempfindlichkeit hervorrufen. Metalle wie Nickel und Goldsalze, die aus Zahngusslegierungen freigesetzt werden, können zu dieser Reaktion beitragen. Orale lichenoide Reaktionen klingen folglich mit der Entfernung des Restaurationsmaterials ab. Sie können auch als Folge galvanischer Reaktionen auftreten, die durch ungleiche Materialien in Gusslegierungen entstehen.[44] Nichtmetalle wie Epoxidharze (Komposit) und längerer Gebrauch von Zahnersatz können ebenfalls ein auslösendes Element für OLP sein.[42]

Medikamente: Orale lichenoide Arzneimittelreaktionen können durch systemische Medikamente ausgelöst werden, darunter NSAIDs, Betablocker, Sulfonylharnstoffe, Angiotensin-Converting-Enzyme (ACE)-Hemmer, Malariamittel, Diuretika, orale Hypoglykämika, Penicillamin, orale retrovirale Medikamente, Kontaktallergene, einschließlich Zahnpasta-Aromastoffe, insbesondere Cinnamate.[42,44]

Infektion: Es wurde festgestellt, dass OLP mit verschiedenen viralen Erregern wie dem humanen Papillomavirus (HPV), dem Epstein-Barr-Virus (EBV), dem humanen Herpesvirus 6 (HHV-6) und dem humanen Immunschwächevirus (HIV) in Verbindung gebracht wird. Epidemiologische Erkenntnisse aus verschiedenen Studien weltweit deuten stark darauf hin, dass das Hepatitis-C-Virus (HCV) ein ätiologischer Faktor bei OLP sein kann. Mokni et al. 1941 waren die ersten, die einen Zusammenhang mit chronischen Lebererkrankungen vorschlugen. [42,44]

Autoimmunität: OLP kann gelegentlich mit Autoimmunerkrankungen wie primärer biliärer Zirrhose, chronisch aktiver Hepatitis, Colitis ulcerosa und Myasthenia gravis einhergehen. Bei der Graft-versus-Host-Krankheit wird eine Beteiligung des Immunsystems beobachtet, wenn der immunologische Effektormechanismus zu einer -T-Zell-Infiltration führt-, die eine Ruptur der epithelialen Basalmembran und eine basale Keratinozytenapoptose zur Folge hat.[42,44]

Stress: Anhaltender emotionaler Stress verursacht eine Psychosomatisierung, die zur Auslösung und klinischen Ausprägung der Läsion beiträgt.[44]

Gewohnheit: Der Begriff "Betelquid-Lichenoid-Läsion" für die Läsion, die sich im Bereich des Tabakkauens und der Mundschleimhaut entwickelt hat, wurde von Zain et al.[44] vorgeschlagen und wird als Lichen planus-ähnliche Läsion beschrieben. Klinisch hatte die Läsion eine weiße Farbe, nicht erhabene Streifen, die nicht abkratzbar waren. Sie zeigte sich linear, wellig oder parallel.

Diabetes und Bluthochdruck: (Greenspan-Syndrom: Trias aus DM, Bluthochdruck und OLP)[42]

Pathophysiologie:

Die zellvermittelte Immunität, die durch prädisponierende Faktoren ausgelöst wird, führt zur Produktion von Tumor-Nekrose-Faktor-alpha (TNF-a), Interferon-Zytokin (IFN-c) und zur Assoziation von Keratinozyten, T-Zellen oder Antigen-präsentierenden Zellen. Die erhöhte Produktion von T-Helfer 1 (Th1)-Zytokinen tritt in der Frühphase der OLP auf, ein genetischer Polymorphismus von Zytokinen und IFN-gamma führt zur Entwicklung von Mundschleimhautläsionen, ein Anstieg der Häufigkeit des 308A TNF-alpha-Allels führt zur Entwicklung von Hautläsionen. Sugerman et al. stellten eine Hypothese zur Pathogenese der OLP auf, die auf einer theoretischen Interaktion zwischen CD8+ T-Zellen und CD4+ T-Zellen über ein Zelloberflächenmolekül mit "zytotoxischer Aktivität" (RCA) beruht. Die aktivierten CD8+T-Zellen können die Apoptose von Keratinozyten durch TNF-alpha oder einen Fas-Fas-Liganden-Mechanismus auslösen.[43]

Matrix-Metalloproteinasen (MMP) sind in erster Linie am Abbau von Gewebematrixproteinen beteiligt. MMP-9, das Kollagen 4 spaltet, wird zusammen mit seinen Aktivatoren in läsionalen T-Zellen der OLP hochreguliert, was zu einer verstärkten Zerstörung der BM führt. [42]

RANTES (Regulated on Activation, Normal T-cell Expressed and Secreted) ist ein Mitglied der CC-Chemokin-Familie, das eine entscheidende Rolle bei der Rekrutierung von Lymphozyten und Mastzellen bei OLP spielt. Die rekrutierte Mastzelle unterliegt unter dem Einfluss von RANTES einer Degranulation, die Chymase und TNF-α freisetzt. Diese Substanzen führen zu einer Hochregulierung der RANTES-Sekretion durch läsionale T-Zellen der OLP.[42]

TGF-β1-Mangel kann zu einer autoimmunen lymphozytären Entzündung prädisponieren. Das Gleichgewicht zwischen TGF-β1 und IFN-γ bestimmt das Niveau der immunologischen Aktivität in OLP-Läsionen. Eine lokale Überproduktion von IFN-γ durch CD4 + T-Zellen in OLP-Läsionen regelt die immunsuppressive Wirkung von TGF-β1 herunter und reguliert die MHC-Klasse-II-Expression der Keratinozyten und die Aktivität der CD8 + zytotoxischen T-Zellen hoch.[42]

Psychische Belastungen und Ängste:[45]

OLP ist eine psychosomatische Störung, da bei Patienten mit OLP eine erhöhte Rate an Depressionen, Angstzuständen und psychischen Beschwerden festgestellt wurde. Bei Patienten mit OLP ist Stress der Hauptgrund für die akuten Exazerbationen. Der Zusammenhang zwischen OLP und Stress ist -durch häufige depressive und ängstliche Episoden und einen erhöhten Kortisolspiegel im Speichel bei OLP-Patienten gut dokumentiert. Erhöhte Speichel-/Harnkortisolwerte entsprechen erhöhten Angstzuständen und depressiven Zuständen. Eine aktuelle Studie von Radwan-Oczko -et al. bestätigt den Zusammenhang zwischen OLP und Stress, Depressionen, Angstzuständen und der daraus resultierenden Beeinträchtigung der Lebensqualität der Patienten.

Klinische Merkmale:

Kutane LP-Läsionen sind in der Regel selbstlimitierend-, verursachen Juckreiz und weisen die charakteristischen sechs P's auf: planar, polygonal, juckend, purpurn, Papeln und Plaques.[45] Die LP beginnt in der Regel als diskrete Papeln mit flacher Spitze und einem Durchmesser von 3 bis 15 mm, die zu größeren Plaques zusammenwachsen können. Zu Beginn der Erkrankung erscheinen sie rot, nehmen aber bald eine rötlich-violette oder violette Färbung an. Das Zentrum der Papel kann leicht umblättrig sein, und ihre Oberfläche ist mit charakteristischen, sehr feinen grauweißen Linien, den "Wickham-Streifen", bedeckt.

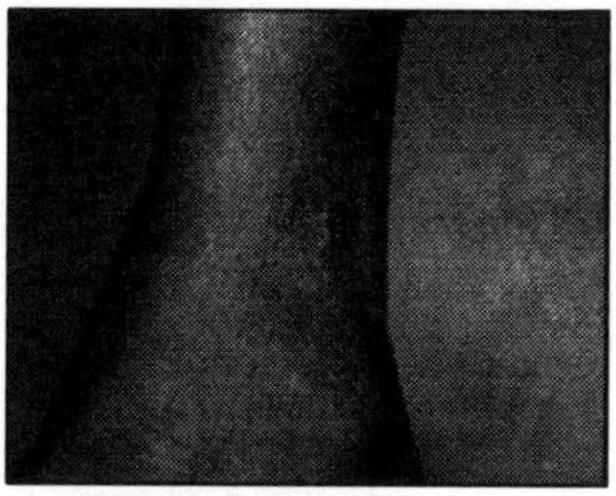

Abb.10 Solitäre papulöse Läsion auf dem Beinrücken [45]

Die Läsionen können überall auf der Hautoberfläche auftreten, befinden sich jedoch häufig an den Beugeseiten der Gliedmaßen, den Innenseiten der Knie und Oberschenkel sowie am Rumpf und können auch an Traumastellen auftreten (Abb. 10), was dem Köbner-Phänomen entspricht. Das Hauptsymptom der LP ist starker Juckreiz.[42] Die am häufigsten betroffene extraorale Schleimhaut ist die Genitalschleimhaut. Bei fast 20 % der Frauen mit OLP sind auch die Genitalien betroffen. Symptome wie Brennen, Schmerzen, Vaginalausfluss und Dyspareunie werden häufig bei Patienten mit erythematöser oder ulzerativer Erkrankung beobachtet. Genitaler Lichen planus wurde auch bei Männern festgestellt, doch ist der Zusammenhang mit OLP nicht so häufig wie bei Frauen. Ösophagus-OLP tritt bei einigen Patienten gleichzeitig mit OLP auf, wobei die Hauptbeschwerde Dysphagie ist.[46]

Orale Manifestationen - Der orale Lichen planus zeigt sich klinisch als Läsion mit ausstrahlenden weißlich-grauen Linien, fadenförmigen Papeln, samtigem Aussehen und bilateralem Auftreten. Das Auftreten und die Verteilung der Läsion in der Mundschleimhaut liegt zu 80 % in der Wangenschleimhaut, zu 65 % in der Zunge, zu 20 % in den Lippen und zu weniger als 10 % im Mundboden und Gaumen. Die Krankheit manifestiert sich in der Mundhöhle mehrere Wochen vor den Hautläsionen. Etwa 15 % der Patienten mit oralem Lichen planus haben gleichzeitig Hautläsionen. Die retikuläre Form hat eine bessere Prognose, da in 40 % der Fälle eine Spontanremission eintritt, während die erosive Form langwierig ist und mit häufigen Exazerbationen, starken Schmerzen und Komplikationen einhergeht.[44]

Andreason teilte OLP in sechs klinische Typen ein:[42,45]

i. Netzhaut
ii. Erosive

iii. Atrophisch
iv. -Plaquelike
v. Papular
vi. Bullous

i. **Retikulär** - Dies ist die häufigste klinische Form dieser Krankheit. Sie zeigt ein feines, asymptomatisches, ineinander verschlungenes, spitzenartiges Muster, das als "Wickham-Streifen" bezeichnet wird, in einer bilateralen, symmetrischen Form und betrifft die hintere Wangenschleimhaut (Abb.11).

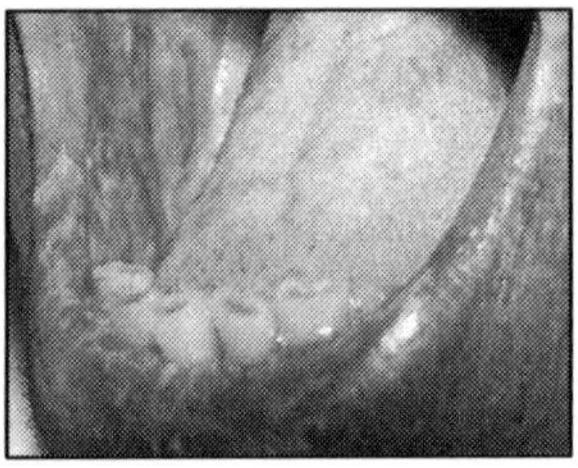

Abb.11. Retikulärer Lichen planus an den Lippen und der

ii. **Erosiv** - Dies ist die wichtigste Form der Krankheit, da sie symptomatische Läsionen zeigt, die oft von feinen, strahlenden, verhornten Streifen umgeben sind, die wie ein Netz aussehen (Abb. 12).

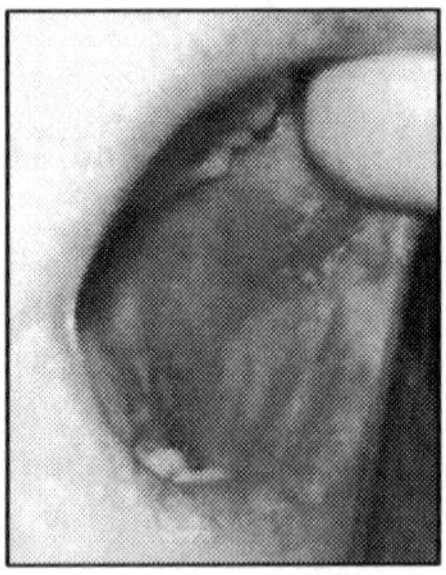

Abb.12 Erosiver Lichen planus, ulzerierte Läsion in der Wangenschleimhaut mit erythematösen Rändern

iii. **Atrophie** - Sie weist diffuse rote Läsionen auf und kann einer Kombination aus zwei klinischen Formen ähneln, z. B. dem Vorhandensein weißer

Streifen vom netzartigen Typ, die von einem erythematösen Bereich umgeben sind (Abb. 13).

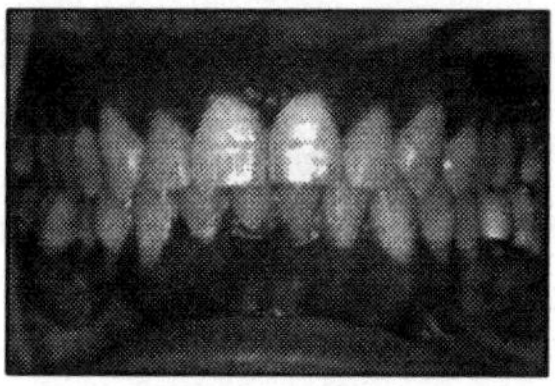

Abb.13 Atrophischer Lichen planus in Form einer desquamativen Gingivitis

iv. **Plaquelike** -- Dieser Typ weist weißliche, homogene Unregelmäßigkeiten auf, die der Leukoplakie ähneln und hauptsächlich den Zungenrücken und die Wangenschleimhaut betreffen (Abb. 14).

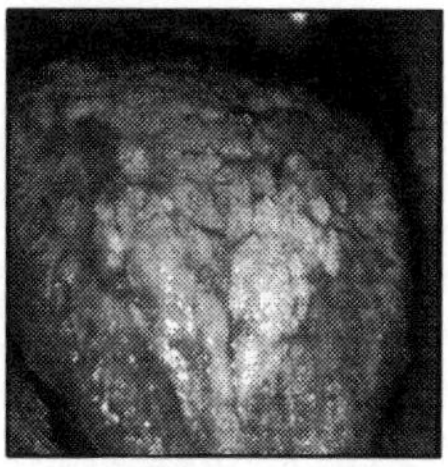

Abb.14 Plaque-Lichen planus-Läsion auf der Zunge

v. **Papulär** - Seltene Form, die normalerweise von einer anderen beschriebenen Variante gefolgt wird. Sie zeigt kleine weiße Papeln mit feinen Streifen in der Peripherie (Abb. 15).

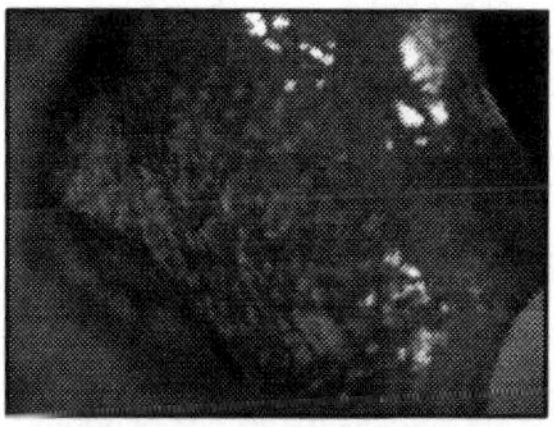

Abb.15 Papulöser Lichen planus am seitlichen Rand der Zunge

vi. **Bullös** - Die ungewöhnlichste klinische Form, bei der die Blasen größer werden und zum Aufplatzen neigen, so dass die Oberfläche ulzeriert und schmerzhaft ist. Das Nikolsky-Zeichen kann positiv sein.(Abb.16)

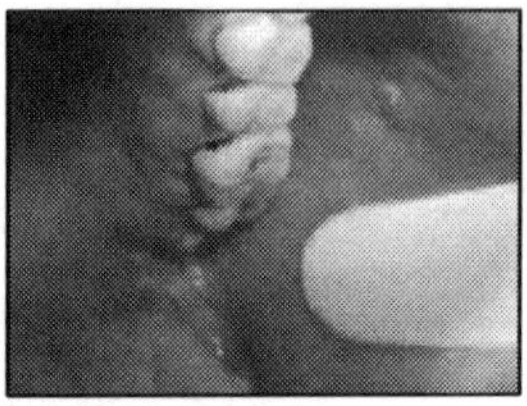

Abb.16 Bullöse Lichen planus-Läsion auf der oberen Wangenschleimhaut

Beteiligung des Zahnfleisches - Keratotische Läsionen treten in der Regel an der befestigten Gingiva als kleine, erhabene, runde, weiße Papeln von Stecknadelkopfgröße mit einer abgeflachten Oberfläche auf. Der atrophische und der erosive Typ führen zu einer desquamativen Gingivitis. Das vulvovaginal-gingivale Syndrom ist eine Trias aus desquamativer oder erosiver LP, die die Vulva, die Vagina und das Zahnfleisch betrifft (Abb. 17).

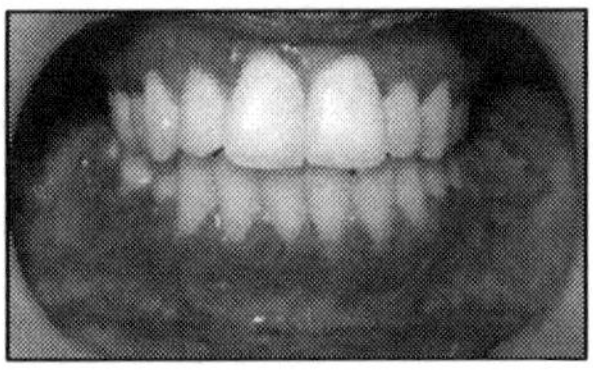

Abb.17 Desquamative Gingivitis bei Lichen planus

Die Diagnose:

- **WHO-DIAGNOSEKRITERIEN - 2003**[43]

Klinische Kriterien:

- Vorhandensein von bilateralen, mehr oder weniger symmetrischen Läsionen
- Vorhandensein eines lakelartigen Netzes leicht erhabener grau-weißer Linien (netzartiges Muster)
- Erosive, atrophische, bullöse und plaqueartige Läsionen werden nur dann als Subtyp akzeptiert, wenn an anderer Stelle der Mundschleimhaut retikuläre Läsionen vorhanden sind

- Bei allen anderen Läsionen, die OLP ähneln, aber die oben genannten Kriterien nicht erfüllen, sollte der Begriff "klinisch vereinbar mit" verwendet werden.

Histopathologische Kriterien:

- Vorhandensein einer gut abgegrenzten-, bandförmigen -Zone mit zellulärer Infiltration, die auf den oberflächlichen Teil des Bindegewebes beschränkt ist und hauptsächlich aus Lymphozyten besteht
- Anzeichen einer Verflüssigungsdegeneration in der Basalzellschicht
- Fehlen einer epithelialen Dysplasie
- Wenn die histopathologischen Merkmale weniger offensichtlich sind, sollte der Begriff "histopathologisch vereinbar mit" verwendet werden.

Endgültige Diagnose: Um eine endgültige Diagnose zu stellen, sollten sowohl klinische als auch histopathologische Kriterien berücksichtigt werden

i. Oraler Lichen Planus (OLP) - Für die Diagnose von OLP müssen klinische und histopathologische Kriterien erfüllt sein
ii. Orale lichenoide Läsion (OLL) - Dieser Begriff wird bei den folgenden Erkrankungen verwendet:

- Klinisch typisch für OLP, aber histopathologisch nur mit OLP vereinbar
- Histopathologisch typisch für OLP, aber klinisch nur mit OLP vereinbar
- Klinisch vereinbar mit OLP und histopathologisch vereinbar mit OL

- **Histopathologie:**

Dubreuill stellte 1906 erstmals die drei klassischen histologischen Merkmale des oralen Lichen planus vor und Shklar beschrieb sie später als: [44]

- Verflüssigung und Degeneration der Basalschicht
- Überlagerte Keratinisierung
- Lymphozyteninfiltrat innerhalb des Bindegewebes, das dicht ist und einem Band ähnelt

Optionale histologische Diagnosemerkmale, die von Eisenberg vorgeschlagen wurden, einschließlich sägezahnförmiger -Rietkämme, Kolloid-/Zellkörper und parakeratotisches Epithel.[45]

- **Direkte Immunoflurosenz:**

In der Immunfluoreszenz ist ein lineares Muster von Fibrin- und zotteligen Fibrinogenablagerungen an der epithelialen Basalmembran oder an zytoiden Körpern (Russell-Körperchen) oder beides zu sehen, wenn keine Fibrinogenablagerungen vorhanden sind.[45]

- **Serologie:**

Einige Patienten weisen einen erhöhten Titer antinukleärer Antikörper (ANA) auf.[42]

- **Zytologie:**

In einigen Studien wurde eine erhöhte Inzidenz von C. albicans-Infektionen bei Patienten mit OLP festgestellt.[42] Eine periodische Säure-Schiff-Färbung (PAS) von Biopsieproben und Candida-Kulturen oder -Abstriche können durchgeführt werden.

Differentialdiagnose:[42]

Zu den Differentialdiagnosen gehören Kau-/Reibekeratose, Leukoplakie, lichenoide Reaktionen, Leukoplakie, Lupus erythematodes, Pemphigus, Schleimhautpemphigoid, paraneoplastischer Pemphigus, erythematöse Candidiasis und chronische ulzerative Stomatitis, Graft vs. Host Disease.

Bösartige Transformation von OLP:

Die -Nachuntersuchungen des oralen Lichen planus zeigen, dass die maligne Transformation bei bis zu 5,3 % liegt. Beim erythematösen und erosiven Typ wurde die höchste Rate an malignen Transformationen festgestellt.[44] Die Wahrscheinlichkeit einer malignen Transformation sinkt, wenn eine anfängliche Dysplasie ausgeschlossen wird. Es wurden Fälle von oralem Lichen planus mit einer malignen Transformation eines Plattenepithelkarzinoms gemeldet.

Behandlung:

Psychologische Beratung[43] - Erklären Sie dem Patienten die Art der Erkrankung, einschließlich ihrer Ätiologie, klinischen Merkmale, Behandlung, Nachsorge und Prognose. Ratschläge zur Vermeidung von Risikofaktoren wie Tabakkonsum und Alkoholkonsum. Ernährungsberatung hinsichtlich des Verzehrs von frischem Obst und Gemüse. Beruhigung und Rücküberweisung an den behandelnden Arzt.

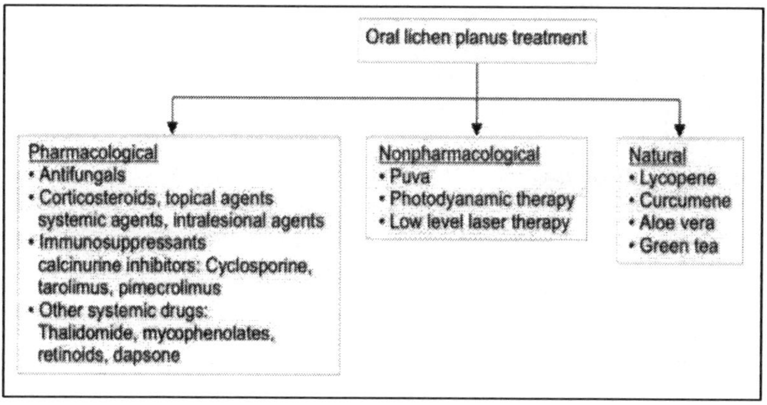

Tabelle 4. Behandlungsprotokoll für oralen Lichen planus

Pharmakologische Therapie[47] :

- **Antimykotika:**

In 37 % der OLP-Läsionen ist Candida albicans vorhanden (überlagerte Candida-Infektionen), was die Krankheit verschlimmert und Symptome hervorruft. Bei erosiven Läsionen der Gingiva oder Mundschleimhaut ist die Mundhygiene schwierig, was zu Pilzinfektionen führt. Dies kann auf eine längere Einnahme von Kortikosteroiden zurückzuführen sein, die den Immunmechanismus der Schleimhäute beeinträchtigt und den Speichelfluss reduziert, was zu einer veränderten Mikroflora und damit zu einem verstärkten Candidawachstum in der Mundhöhle führt. Sehgal verwendete 1972 das Antimykotikum Griseofulvin, das sich bei der Behandlung der oralen LP als nützlich erwies. Über eine symptomatische Linderung wurde bei Verwendung anderer Antimykotika wie Amphotericin B, Azole und Nystatin berichtet.

- **Kortikosteroide:**

Topisch - (in Kombination mit der Klebegrundlage Carboxymethylcellulose, oder in speziellen Cremes, Mundspülungen oder Sprays) Dinatriumbetamethasonphosphat 0,05%, Flucinolonacetonid 0,1% oder 0,025%, Clobetasolpropionat 0,05% oder 0,025%, Fluticasonspray 0,01%, topisches Triamcenolonacetonid 0,1%.

Intralesional - Triamcenolonacetonid 0,2-0,5 ml injiziert mit 40 mg/ml Morgendliche Dosis von 40-80 mg, 10 Tage lang

Systemisch - Betamethason 0,5 mg OD nach dem Frühstück an 2 aufeinanderfolgenden Tagen alle 2 Wochen für 10 Wochen

- **Immunsuppressiva:**

Medikamente Immunsuppressiva sind Mittel, die zur Unterdrückung des Immunmechanismus eingesetzt werden, der den Wirt angreift und schädigt.

Calcinurin-Inhibitoren - Cyclosporin 50 mg/mL oder 0,025% zur topischen Anwendung, viermal täglich, 100 mg/mL Erwachsene: 0,03%-0,1% Kinder: 0.03%

Tacrolimus Creme oder Salbe zweimal täglich für 1 Woche ohne Okklusivverband

Primacrolimus 1% Creme

Nicht-pharmakologische Therapie[47] :

- **PUVA-Therapie 8-Methoxypsoralen (8-MOP) langwelliges ultraviolettes Licht (PUVA):**

Methoxypsoralen wird oral verabreicht, gefolgt von einer 2-stündigen intraoralen UV-Bestrahlung an den betroffenen Stellen. Die anfängliche UVA-Dosis betrug 1,5-2 J/cm2 und wurde bei der ersten und dritten Sitzung jeder Woche erhöht. Die am Ende der Behandlung verabreichte Höchstdosis überstieg nie 7 J/cm2 in einer einzigen Sitzung. Die Behandlung erfolgte dreimal pro Woche mit einem Abstand von 48 Stunden zwischen den einzelnen Sitzungen. Je nach Toleranz des Patienten gegenüber UVA wurde die Anzahl der wöchentlichen Sitzungen schrittweise auf 4 und später auf 5 erhöht.

- **Low-Level-Lasertherapie:**

Die verwendeten Laser waren ein gepulster Infrarotlaser mit 904 nm (vier Sitzungen pro Woche) und ein Gallium-Aluminiumarsenid-Diodenlaser mit 980 nm.

Natürliche Alternativen, die bei Lichen planus oralis eingesetzt werden:

- **Lycopin:**

Ersetzt die verlorenen Antioxidantien bei oralem Lichen planus, Dosis: 6-60 mg/Tag für 2-32 Wochen

- **Curcumin:**

Es bewirkt eine Modulation der Lymphozyten und verhindert so die Zerstörung der Basalmembran.

1 g für 2 Wochen, dann Verjüngung auf 500 mg und 250 mg alle 2 Wochen, gefolgt von 1 Monat topischer Anwendung

- **Aloe vera:**

Entzündungshemmend und chemopräventiv

Anwendung des Gels dreimal täglich für 4-8 Wochen

- **Grüner Tee:**

10 Tassen (120 ml/Tasse) grüner Tee täglich, ergänzt durch Grüntee-Tabletten, werden empfohlen

4.2 Wiederkehrende aphthöse Stomatitis

Einleitung:

Das Wort "Aphthos" stammt vom griechischen Wort "aphtha" ab, das Geschwür bedeutet. Die aphthöse Stomatitis ist eine der häufigsten ulzerativen Erkrankungen, die hauptsächlich die Mundschleimhaut betrifft. Sie ist gekennzeichnet durch schmerzhafte, wiederkehrende solitäre oder multiple Geschwüre im oberen Rachen und in der Mundhöhle. Sie wurde 400 v. Chr. von Hippokrates beschrieben; die Krankheit ist auch unter anderen Namen wie Fieberbläschen, Krebsgeschwüre, rezidivierende aphthöse Stomatitis (RAS) und rezidivierende aphthöse Geschwüre (RAU) bekannt. Diese sind sehr schmerzhaft und führen zu Schwierigkeiten beim Essen, Sprechen und Schlucken, weshalb sie die Lebensqualität der Patienten beeinträchtigen.[48]

Epidemiologie:

Die Prävalenz von RAS schwankt zwischen 0,9 und 78 %. Etwa 20 % der Allgemeinbevölkerung sind davon betroffen, die Inzidenz liegt zwischen 5 und 50 %. Der Höhepunkt des Auftretens scheint zwischen dem 10. und 19. Lebensjahr zu liegen, und die Häufigkeit nimmt mit zunehmendem Alter ab.[46,49]

Ätiologie:

Lokale Faktoren - Zu den Traumata gehören die Injektion von Anästhetika, scharfe Lebensmittel, die ein intraorales Trauma verursachen, traumatisches Zähneputzen und Traumata während zahnärztlicher Eingriffe. [50]

Mikrobielle Faktoren - Herpes-simplex-, Varizella-Zoster- und Epstein-Barr-Viren sind nicht direkt aus RAS-Läsionen isoliert worden. [50]

Systemische Faktoren - Morbus Bechet, zyklische Neutropenie, Mund- und Genitalgeschwüre mit entzündetem Knorpelsyndrom, Ernährungsmängel mit und ohne zugrundeliegende gastrointestinale Störungen sowie immungeschwächte Zustände einschließlich HIV-Infektion. Aphthenartige -Geschwüre wurden bei Patienten mit Morbus Crohn und Colitis ulcerosa sowie anderen Dünndarmveränderungen festgestellt. [50]

Ernährungsmängel - Bei Patienten mit RAS wurde ein Mangel an Eisen, Folsäure, Zink und den Vitaminen B1, B2, B6 und B12 festgestellt. [50]

Nahrungsmittelallergien - Nahrungsmittelüberempfindlichkeiten und Allergien gegen andere Substanzen können auch bei hämatologisch normalen Patienten mit wiederkehrenden Läsionen Geschwüre verursachen.

Stress - Er kann eine Rolle bei der Auslösung von RAS spielen, und schwerer emotionaler oder umweltbedingter Stress sollte bei der klinischen Bewertung von RAS berücksichtigt werden. Er löst eher den Ausbruch der Episode aus als dass er ihre Dauer beeinflusst. [50]

Pathophysiologie:

Dysregulation des Immunsystems im Zusammenhang mit der Entwicklung von RAS. Die Rolle des Immunsystems und der Entzündungsprozesse wurde in jüngsten Analysen bestätigt. Eine Hyperimmunreaktion vom Typ Th1 begünstigt das Auftreten von Entzündungsreaktionen, die den Ulzerationen vorausgehen. Genetische Risikofaktoren können die individuelle Anfälligkeit für RAS bestimmen; insbesondere mehrere DNA-Polymorphismen der Gene NOD-like Rezeptor 3, Toll-like Rezeptor 4, Interleukin (IL)-6, E-Selektin, IL-1β und TNF-α. [Flussdiagramm 4] [49]

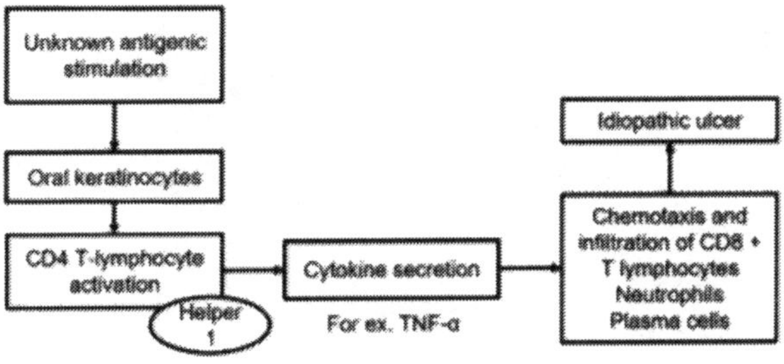

Flussdiagramm 4. Zellvermittelte Immunität in der Pathogenese der rezidivierenden aphthösen Stomatitis

Klinische Merkmale:

Die aphthöse Stomatitis wird unterteilt in: kleine Aphthen, große Aphthen und herpetiforme Stomatitis.

Kleinere Aphthen - Sie werden auch als Miculiz-Aphthen bezeichnet und sind eine der häufigsten Varianten, die 75-85 % aller RAS-Fälle ausmachen. Die Geschwüre sind in der Regel weniger als 1 cm (10 mm) groß und heilen innerhalb von 10 bis 14 Tagen ohne Narbenbildung ab. Sie treten häufig an den nicht verhornten Schleimhautoberflächen wie Wangenschleimhaut, Lippenschleimhaut und Mundboden auf (Abb. 18). [48]

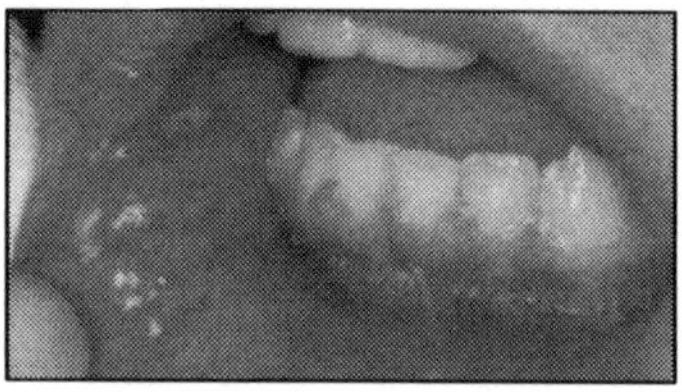

Abb.18 Leichte aphthöse Stomatitis

Große Aphthen - Sie werden auch als Sutton-Krankheit bezeichnet; sie sind in der Regel größer als 1 cm (10 mm) und verursachen tiefere Ulzerationen, so dass sie eine Narbe hinterlassen. Sie macht 10-15 % der RAS-Fälle aus. Diese Geschwüre bleiben etwa 10-20 Tage bestehen und können auch Monate dauern. Sie treten am Hals, an den Lippen und am weichen Gaumen auf (Abb. 19). [48]

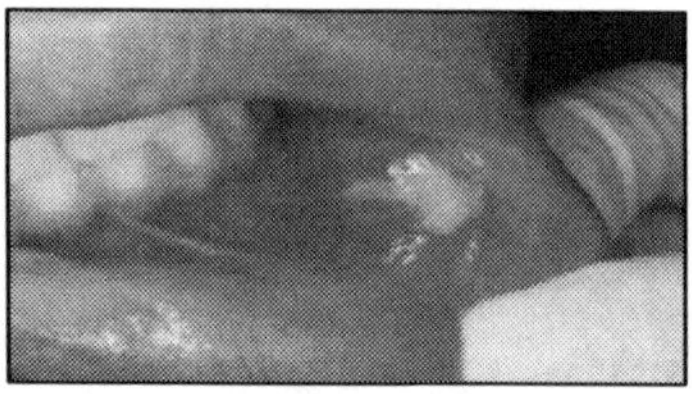

Abb.19 Schwere aphthöse Stomatitis

Herpetiformes Ulkus - Es ist die am wenigsten verbreitete Variante von RAS, die nur 07-10 % ausmacht.[48] Die Geschwüre sind sehr klein und haben einen Durchmesser von 2-3 mm; sie sind zahlreich (etwa 100 Geschwüre auf einmal) und können miteinander verschmelzen, wodurch große unregelmäßige Läsionen entstehen, die 7-10 Tage andauern und keine Narben hinterlassen (Abb. 20).

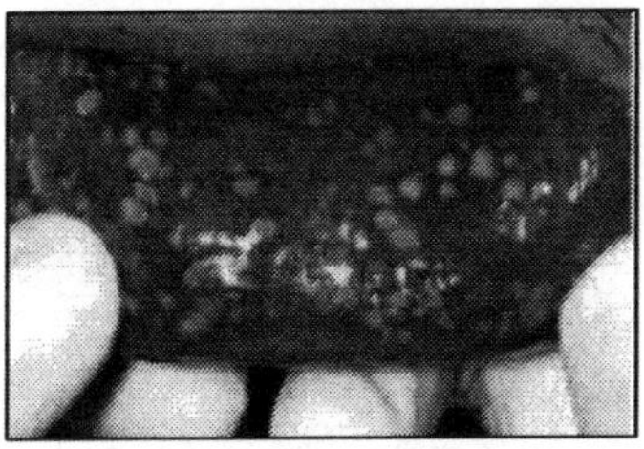

Abb.20 Herpetiforme aphthöse Stomatitis

Krankheitsphasen-

Die Stadien der Krankheitsabfolge: Vorstufe (24 Stunden) mit Symptomen, aber ohne sichtbare Krankheitsanzeichen; präulzerativ (zwischen 18 Stunden und 3 Tagen) mit Erythem und leichtem Ödem; ulzerativ (1-16 Tage) mit aktiver Ulzeration; Heilung (4-35 Tage, in der Regel weniger als 21 Tage) mit nachlassenden Symptomen und fortschreitender Heilung; und Remission, in der keine Anzeichen von Geschwüren zu erkennen sind.[49] Die Ulkus- und die Remissionsphase können bei der zahnärztlichen Untersuchung beurteilt werden. Das Wiederauftreten der Krankheit wird durch das Auftreten neuer Geschwüre festgestellt. Der Schweregrad der Erkrankung lässt sich anhand der Anzahl, Größe und Lage der Läsionen, der Schmerzen, der Dauer, der ulkusfreien Zeiten und der Auswirkungen auf die Lebensqualität des Patienten bestimmen.

Behandlung:

4 Hauptziele bei der Behandlung von RAS[50] -

1. Behandlung von Geschwüren (zur Förderung der Heilung und Verkürzung der Dauer),
2. Schmerzbehandlung (um die Morbidität zu verringern und die Funktion zu verbessern),
3. Ernährungsmanagement (zur Sicherstellung einer angemessenen Nahrungs- und Flüssigkeitsaufnahme), und
4. Krankheitsbekämpfung (um ein Wiederauftreten zu verhindern oder die Häufigkeit zu verringern)

Die relative Bedeutung und Priorität der einzelnen Ziele hängt vom Schweregrad der Erkrankung ab.

Erstlinientherapie[48]

Topische Therapie -

Topische Gele, Cremes und Pasten: Sie sollen vor allem die Oberfläche des Geschwürs abdecken, um eine Schutzbarriere gegen Sekundärinfektionen und weitere mechanische Reizungen zu bilden. Eine Creme oder ein Gel sollte vom Patienten 3 bis 4 Mal am Tag aufgetragen werden.

Topische Anästhesie: Lidocain in einer Dosierung von 2 % ist wirksam zur Linderung von Schmerzen im Zusammenhang mit rezidivierenden aphthösen Geschwüren (RAS), aber eine Adrenalinmischung (1:8000) erhöht die Schmerzlinderung noch weiter, so dass der Patient mehr Zeit hat, die Mahlzeiten einzunehmen. Der Patient wird angewiesen, 2 bis 3 Tropfen davon auf die Oberfläche des Geschwürs aufzutragen und gebeten, den Mund offen zu halten.

Topische antimikrobielle Mittel: Die wässrige Mundspülung, die Chlorhexidin-Gluconat enthält, hat eine positive Wirkung. Es wird im Allgemeinen als 0,2 %ige (Gewicht für Gewicht) Mundspülung verwendet, aber auch die 0,1 %ige (Gewicht für Gewicht) Mundspülung oder das 1 %ige Gel können nützlich sein.

Topische Antibiotika: Minocyclin kann verwendet werden, indem die 100-mg-Tabletten in 180 ml Wasser aufgelöst werden und der Patient angewiesen wird, 4 bis 5 Tage lang zwei Mal täglich zu spülen.

Topische Kortikosteroide: Es stellt eine Art Schutzfilm dar, der sich fest an die feuchte, sich bewegende Schleimhaut anlagert und dort einen Schutzfilm über dem Geschwür bildet, was zu einer schnellen Heilung und einer schnelleren Schmerzlinderung führt. Es hat in Pastenform 2-3 mal am Tag angewendet. Bei langfristiger Anwendung kann sich eine lokale Candidiasis entwickeln. Andere topische Kortikosteroide sind: Clobetasolpropionat 0,05%, Triamcinolonacetonid, Fluocinionid 0,05%.

Topische entzündungshemmende Mittel: 5%iges Amlexanonx in Pastenform hat entzündungshemmende und antiallergische Eigenschaften. Topisches Sucralfat hat sich bei einer Verabreichung von 5 ml, 4 Mal am Tag, als sehr wirksam erwiesen. Es bildet eine schützende Barriere auf dem betroffenen Gebiet, indem es an den Schleimhautgeweben haftet und dadurch eine lindernde Wirkung auf die Läsionen ausübt.

Topische analgetische/entzündungshemmende Sprays und Spüllösungen: Topische analgetische Sprays oder Spülungen wie Benzydaminhydrochlorid lindern die Beschwerden bei aphthöser Stomatitis aufgrund ihrer analgetischen, entzündungshemmenden, antimikrobiellen und anästhetischen Wirkung.

Topische Hyaluronsäure: Die topische Anwendung von Hyaluronsäure in Form von 0,2%igem Gel ist wirksam.

- **Therapie der zweiten Wahl**[48]

Systemische Therapie -

Levamisol: Hat eine immunstimulierende Wirkung. Eine Dosis von 10-15 mg/Tag über einen Zeitraum von 2-3 Monaten hilft bei der Linderung von Schmerzen, Häufigkeit, Anzahl und Dauer von Geschwüren.

Thalidomid: Es hemmt die Synthese des Tumor-Nekrose-Faktors alpha und die Funktion der Neutrophilen und trägt zur Heilung von Aphthen, zum Verschwinden der Schmerzen und zur Verzögerung oder zum Verschwinden von Rezidiven bei. Aufgrund seiner unerwünschten Wirkungen wie Teratogenität und irreversibler Polyneuropathie sollte die Therapie nur bei schweren Geschwüren und nur bei Patienten mit Geschwüren im Zusammenhang mit HIV durchgeführt werden.

Pentoxifyllin: Eine Dosis von 400 mg dreimal täglich lindert die Schmerzen, verringert die Größe und Anzahl der Geschwüre während der RAS-Episoden.

Colchicin: Die entzündungshemmende Wirkung kann in schweren Fällen von RAS und Morbus Behçet von Nutzen sein. Ein Therapieversuch über mindestens 4 bis 6 Wochen in einer Dosis von 1 bis 2 mg/Tag.

Zinksulfat: Eine systemische Zinkbehandlung bewirkt eine Verbesserung bei Patienten mit RAS. Es wird systemisch verabreicht, insgesamt 660 mg Zinksulfat pro Tag in geteilten Dosen.

Methotrexat: Ein Analogon der Folsäure, das bei schwerer oro-genitaler Aphthose in einer Dosierung von 3-6 mg/kg oder 7,5-20 mg wöchentlich als sehr nützlich gilt.

Prednison: Die systemische Behandlung mit Prednison sollte mit einer Dosis von 1,0 mg/kg pro Tag als Einzeldosis bei Patienten mit schwerer RAU begonnen und nach 1 bis 2 Wochen reduziert werden, da das Medikament bei langfristiger Exposition das Risiko mehrerer unerwünschter Wirkungen wie Hyperglykämie, Mondgesichter, Depression, Lipodystrophie und Unterdrückung der Hypothalamus-Hypophysen-Nebennieren-Achse birgt.

Vitamin B12: Mit einer Dosis von 1000 µg Vitamin B12 wurden die Anzahl der Geschwüre, die Dauer der Ausbrüche und der Grad der Schmerzen merklich reduziert.

Dapson: Es wird oral in einer Dosierung von 100 mg in geteilten Dosen verabreicht und kann auch in Höhe von 50 mg/Tag pro Woche bis zu einem Maximum von 300 mg/Tag erhöht werden. Es wird zur Behandlung von Lepra und bei der Behandlung von Aphthen eingesetzt.

Cyclosporin A: Eine Dosis von 3-6 mg/kg war bei 50 % der Patienten, die an Aphthose litten, wirksam.

4.3 Schuppenflechte

Einleitung:

Die Schuppenflechte ist ein ständiges, erblich bedingtes, vielschichtiges und provozierendes Durcheinander der Haut, das Abschwächungen und Intensivierungen aufweist.[51] Willan war der erste, der die Krankheit präzise beschrieb.[51] Die Psoriasis ist eine immunvermittelte -Entzündungskrankheit unbekannter Ätiologie, die möglicherweise mit einer Störung der Proliferation und Differenzierung von Keratinozyten in Verbindung mit einer Infiltration von Entzündungszellen, insbesondere von T-Lymphozyten-, Makrophagen und Neutrophilen, einhergeht. Lambert und Wright stellten 1976 das Vorhandensein von Augenentzündungen mit Psoriasis-Arthritis, Konjunktivitis und Iritis bei Patienten mit Psoriasis fest. Bislang sind -verschiedene Formen der Psoriasis bekannt[52] :

1. Plaque-Psoriasis (gekennzeichnet durch trockene schuppige Flecken)

2. Pustulöse Psoriasis (enthält eitrige Flüssigkeit, die hauptsächlich mit weißen Blutkörperchen infiltriert ist)

3. Erythrodermische Psoriasis (gekennzeichnet durch Abschuppung der feinen schuppigen Haut mit Schmerzen und Juckreiz)

4. Guttate-Psoriasis (gekennzeichnet durch tropfenförmige Punkte)

5. Inverse Psoriasis (betrifft die Beugeflächen und ist durch glatte entzündete Läsionen gekennzeichnet)

6. Andere, einschließlich Psoriasis der Kopfhaut und Nagelpsoriasis

Epidemiologie:

Verschiedene extrakutane Manifestationen werden bei 1-3 % der erwachsenen Bevölkerung beobachtet. Die Psoriasis ist eine chronisch entzündliche Hauterkrankung, die 0,5 % bis 2 % der Kinder und Jugendlichen betrifft. Die Krankheit betrifft 4 % aller Kinder unter 16 Jahren mit allen Arten von dermatologischen Erkrankungen. [52]

Pathogenese:

Die Psoriasis ist eine hyperproliferative Hauterkrankung mit erhöhtem Epidermisumsatz. Die Pathogenese ist mit verschiedenen zellulären Mechanismen verknüpft, und die Rolle von T-Zellen, Antigen-präsentierenden Zellen (APCs), Keratinozyten, Langerhans-Zellen, Makrophagen, natürlichen Killerzellen, einer Reihe von -Th1-Zytokinen sowie -bestimmten Wachstumsfaktoren wie dem vaskulären endothelialen Wachstumsfaktor (VEGF), dem Keratinozyten-Wachstumsfaktor (KGF) usw. spielen vermutlich eine Schlüsselrolle bei der Pathogenese der Psoriasis. Die -Psoriasis ist eine immunologisch vermittelte Krankheit, bei der die Aktivierung von T-Lymphozyten zu einer Entzündung der dermalen Komponente führt und sekundär zu den entzündlichen Ereignissen auch eine epidermale Hyperproliferation -auftritt.[52]

An der Entstehung der Psoriasis sind verschiedene Mechanismen beteiligt:

- Funktion der T-Zellen
- Die Rolle der dendritischen Zelle
- Hyperproliferation von Keratinozyten
- Angiogenese
- Zytokin-Vermittler
- Reduzierte Apoptose
- Genetische Faktoren
- Die Rolle von Oxidantien und Antioxidantien bei Psoriasis

Klinische Merkmale:

Schilder[51]

1. Rote Hautflecken mit gelben oder weißen Rändern

2. Wunden

3. Ablösen der Haut am Zahnfleisch

4. Bläschen mit Ausfluss (Pusteln)

5. Schmerzen beim Verzehr, insbesondere beim Verzehr von heißen Nahrungsmitteln

6. Veränderungen im Geschmack der Dinge

Auch bei oralen Erkrankungen wie...

1. Rissige Zunge: Furchen oder Rillen auf der Zunge

2. Geografische Zunge: rote Flecken auf der Zunge, die wie Inseln auf einer Karte aussehen Geschwollenes oder verschmutztes Zahnfleisch

Orale Manifestationen [52]

Die Muster reichen von erhabenen, weißen, schuppenden Läsionen vorwiegend am Gaumen oder an der Wangenschleimhaut bis hin zu gut abgegrenzten-, abgeflachten, erythematösen Läsionen, die die dorsale Oberfläche der Zunge mit einem leicht erhabenen, weißen und ringförmigen oder serpiginösen Rand betreffen. Diese letztgenannten Läsionen ähneln stark der geografischen Zunge. Patienten mit Zungenläsionen weisen auch eine Beteiligung der Nägel und der Genitalien auf, und es scheint, dass die geografische Zunge bei früh einsetzender Psoriasis häufiger vorkommt und möglicherweise ein Indikator für den Schweregrad der Erkrankung ist. Orale Läsionen können schnell verschwinden, oder sie können gleichzeitig mit Hautläsionen Exazerbationen oder Remissionen aufweisen.

Die Diagnose:

Histopathologie[51,53]

Man sieht eine Ausdehnung und Verdickung der Rötungsränder mit allgemeiner Akanthose. Es wird Parakeratose festgestellt, und hyperplastisches akanthotisches Epithel ist als weiße Läsionen der Schleimhaut zu sehen. Die Papille der Lamina propria ist verlängert und ödematös, wobei das darüber liegende suprapapilläre Epithel schrumpft und die flachen Gefäße erweitert sind. Das flache Gefäßsystem führt zu der punktförmigen Drainage, die bei Hautläsionen auftritt (Auspitz-Zeichen). Die Polymorphonukleozyten können sich in Gruppen zusammenfinden, die als Munro'sche Mikroabszesse bekannt sind (Abb. 21).[53]

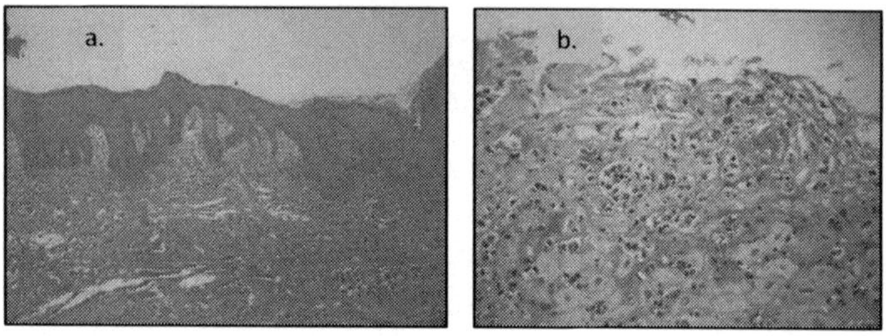

Abb. 21 Psoriasiforme Mukositis - a. Hyperkeratotisches Plattenepithel mit verlängerten Rete-Kämmen, erweiterten Blutgefäßen im Papillarbereich und intraepithelialen Entzündungszellen. b. Ausgeprägte neutrophile Infiltration und Mikroabszesse (Munro-Abszesse) im oberflächlichen Epithel

Differentialdiagnose:

Die Differentialdiagnose der oralen Psoriasis kann Lichen planus, Candidiasis, Leukoplakie, Pemphigoid, Pemphigus, Hautentzündung, Lupus erythematodes, Neurodermitis, idiopathische Gingivostomatitis, Reiter-Syndrom, Syphilis, Stomatitis medicamentosa, Gaumenhyperplasie, Hautentzündung und Plattenepithelkarzinom sein.[51]

Behandlung:

Beruhigen Sie die Patienten, dass die Krankheit gutartig ist. Informieren Sie die Patienten über die chronische Natur der Psoriasis und das Potenzial für wiederkehrende orale Veränderungen. Beratung der Patienten zur Vermeidung von säurehaltigen, scharfen Speisen. Ermutigung zur Raucherentwöhnung und zu einer sorgfältigen Mundhygiene.[53]

1. Linderung (leichte Fälle)-

- Lauwarme Kochsalzspülungen, orale Feuchtigkeitscremes
- Alkalische Mundspülungen
- Anästhesie-Spülungen - Lidocain oder Diphenhydramin (Benadryl)
- Mittel zur Beschichtung der Schleimhäute - ein erweichender Zahnkleber (Orabase) oder Magnesium- und Aluminiumhydroxide (Maalox)

2. Bessere Kontrolle der Hauterkrankung zur Beseitigung der oralen Manifestationen.

3. Behandlung von oralen Manifestationen-

- Topischer Ansatz Steroide - Fluocinonid-Gel 0,05% (Lidex)
- Tacrolimus-Salbe
- Retinoid
- Intralesionaler Ansatz - Steroide
- Systemische Wirkstoffe (schwere, refraktäre orale Läsionen) - Systemisches Cyclosporin-Mikroemulsions-Vorkonzentrat von 3 mg/kg/Tag für die Behandlung[53]

4.4 Schleimhautpemphigoid

Einleitung:

Das Schleimhautpemphigoid (MMP) ist eine chronische, entzündliche, subepitheliale, blasenbildende Autoimmunerkrankung, die die Mundschleimhaut, die Bindehaut, das Anogenitalgewebe und den oberen Aerodigestivtrakt betrifft und gelegentlich auch die Haut mit einbezieht.[54,55] Wichmanns berichtete erstmals über das Schleimhautpemphigoid, und später wurden die wesentlichen Merkmale und die Nomenklatur der Erkrankung von Thost beschrieben.[54] Sie wurde früher als "cicatricial pemphigoid", "benignes MMP" und "ocular or oral-gingival pemphigoid" bezeichnet. Derzeit wird sie als Schleimhautpemphigoid (MMP) bezeichnet.[54]

Epidemiologie:

Die Inzidenz von MMP wird mit 1,5-9,5 Fällen pro 100.000 Einwohner pro Jahr angegeben.[54] Die Erkrankung betrifft Erwachsene mittleren Alters und seltener Kinder und ältere Menschen. Sie tritt bevorzugt bei weißen Bevölkerungsgruppen auf.[54,55] Bullöses Pemphigoid ist 7-mal häufiger als MMP. Außerdem tritt MMP im Vergleich zu Pemphigus 3-mal häufiger auf. Die Krankheit ist überwiegend weiblich (M:F=1:2).[46]

Ätiologie:

MMP ist eine Autoimmunerkrankung mit unbekannter Ätiologie. Prädisponierende Faktoren für diese Erkrankung können verschiedene entzündliche Schleimhauttraumata, Medikamente (Clonidin, D-Penicillamin, Indomethacin), virale Erreger, UV-Licht und gelegentliches Auftreten bei anderen Autoimmunerkrankungen sein. Es besteht die Möglichkeit eines immunogenetischen Hintergrunds, der mit HLA DQB1*0301 assoziiert ist. Die Desquamation der Gingiva ist das häufigste Merkmal der MMP, die häufig bei Frauen nach der Menopause auftritt.[54]

Pathophysiologie:

Wenn Autoantikörper gegen Proteine in der Basalmembranzone gerichtet sind und mit Komplement (C3) und Neutrophilen zusammenwirken, kommt es zu einer subepithelialen Spaltung und anschließender Bläschenbildung. In Fällen von MMP wurden zehn verschiedene Basalmembran-Antigene identifiziert. Am häufigsten sind die mit MMP assoziierten Antigene in der Lamina lucida der Basalmembran vorhanden, aber in einigen Fällen kann die Lamina densa der primäre Ort der Beteiligung sein. Die Untergruppen von MMP wurden durch die Technik der Immunfluoreszenzfärbung der Haut identifiziert, die eine Aufspaltung an der Basalmembranzone unter Verwendung von Natriumchlorid zeigt. Die Mehrzahl der MMP-Fälle weist IgG auf, das gegen Antigene auf der epidermalen Seite der gespaltenen Haut gerichtet ist, die als BP 180 (auch als Typ-XVII-Kollagen bezeichnet) identifiziert wurden; es wurden jedoch auch Fälle von MMP festgestellt, bei denen das Antigen auf der dermalen Seite der Spaltung vorhanden ist. Das letztgenannte Antigen wurde als Epiligrin (Laminin 5) identifiziert, ein Adhäsionsmolekül, das ein Bestandteil der Verankerungsfilamente der Basalmembran ist. MMP, die mit Epiligrin assoziiert sind, haben Berichten zufolge ein höheres Risiko, mit einem zugrunde liegenden Malignom in Verbindung gebracht zu werden, aber die Beweise dafür sind nicht schlüssig.[46]

Klinische Merkmale:

Häufig sind die Mundschleimhäute betroffen, gefolgt von den Augen-, Rachen-, Kehlkopf-, Nasen-, Speiseröhren-, Luftröhren- und Genitalschleimhäuten.[54] Die Mundschleimhaut ist in mehr als 90 % der Fälle betroffen, und in 60-70 % der Fälle treten Läsionen am Auge auf. Nur etwa 25 % der Patienten berichten über kutane Läsionen.[54] Die subepithelialen Läsionen von MMP können alle Schleimhautoberflächen betreffen, am häufigsten sind jedoch die Mundschleimhäute betroffen. Die Bindehaut ist am zweithäufigsten betroffen und kann zu Vernarbungen und Verwachsungen zwischen der bulbären und der palpebralen Bindehaut, dem so genannten Symblepharon, führen (Abb. 22).[46]

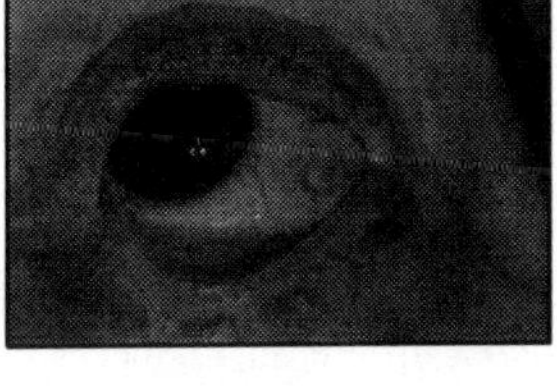

Abb.22 Schleimhautpemphigoid der Bindehaut mit Symplepheronbildung

Hornhautschäden sind häufig, und die fortschreitende Vernarbung führt bei fast 15 % der Patienten zur Erblindung. Die Läsionen können auch die Genitalschleimhaut betreffen und Schmerzen und sexuelle Funktionsstörungen verursachen. Ein Befall des Kehlkopfs verursacht Schmerzen, Heiserkeit und Atembeschwerden, während ein Befall der Speiseröhre zu Schluckstörungen führen kann, die in schweren Fällen zur Entkräftung und zum Tod führen können. Hautläsionen, meist im Kopf- und Halsbereich, treten bei 20 bis 30 % der Patienten auf.[46]

Mündliche Manifestation -

Die Mundschleimhaut ist der Ort des Ausbruchs und am häufigsten betroffen (85 %). Zu den intraoralen Stellen gehören die Gingiva (80 %), die Wangenschleimhaut (58 %), der Gaumen (26 %), der Alveolarkamm (16 %), die Zunge (15 %) und die Unterlippe (7 %).[55] Desquamation der Gingiva, Bläschen- und Blasenbildung sowie Ulzerationen sind die am häufigsten auftretenden Erscheinungsformen in der Mundhöhle (Abb. 23).[46]

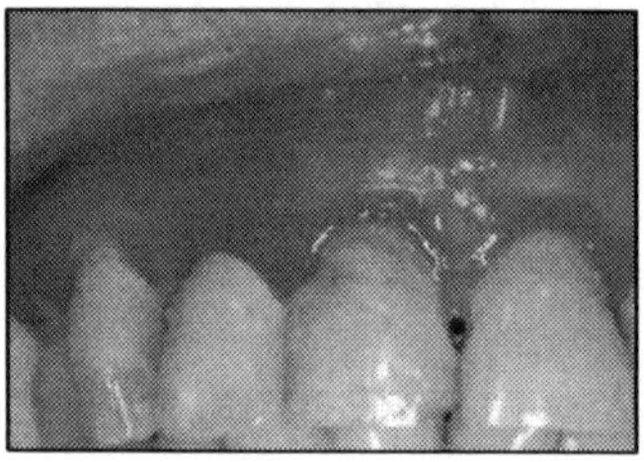

Abb.23 Chronische desquamative Gingivaläsionen bei Schleimhautpemphigoid

Es bilden sich flüssigkeitsgefüllte Blasen, die manchmal aufgrund eines leichten bis mittelschweren Traumas auch blutgefüllt sein können. Ein positives Nikolsky-Zeichen wird bei MMP beobachtet.[54] Wenn tangentialer Druck auf den erythematösen Bereich oder auf die scheinbar normale Schleimhaut, die an das läsionale Gewebe angrenzt, ausgeübt wird, führt dies zur Blasenbildung. Diese schlaffen Blasen platzen schließlich auf und bilden entblößte, zarte Geschwüre, die nur langsam abheilen. Intakte Bullae werden selten intraoral gesehen, und fibrinbedeckte flache Erosionen mit unregelmäßigem Rand sind ein häufiges Merkmal bei MMP (Abb. 24 und 25).[46] Ankyloglossie oder eingeschränkte Zungenbewegungen können aufgrund einer Beteiligung des Zungenbeins auftreten.[54]

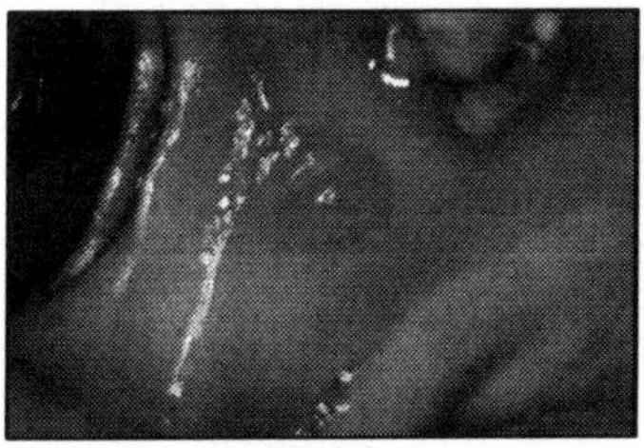

Abb. 24 Intaktes Bläschen der Wangenschleimhaut bei einem Patienten mit Schleimhautpemphigoid

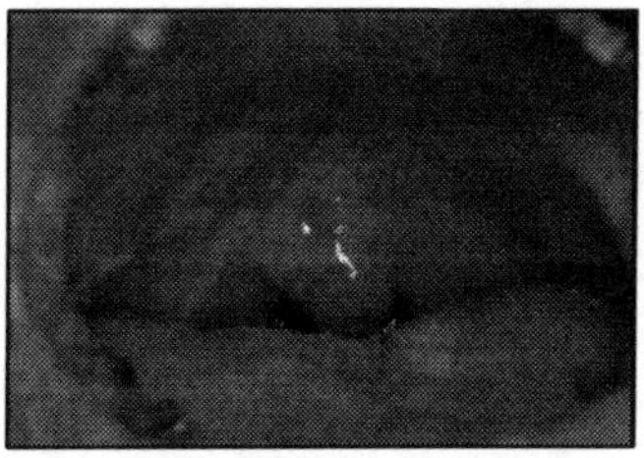

Abb.25 Schleimhautpemphigoid mit Läsionen des weichen Gaumens

Die Diagnose:

Die Diagnose von MMP basiert auf den klinischen, histologischen und immunpathologischen Befunden.[55] Klinisch müssen die Patienten überwiegend an den Schleimhäuten erkrankt sein. Die histologische Untersuchung zeigt eine Läsion in der subepidermalen Basalmembran, die häufig von einem entzündlichen Infiltrat begleitet wird. (Abb.26)[46]

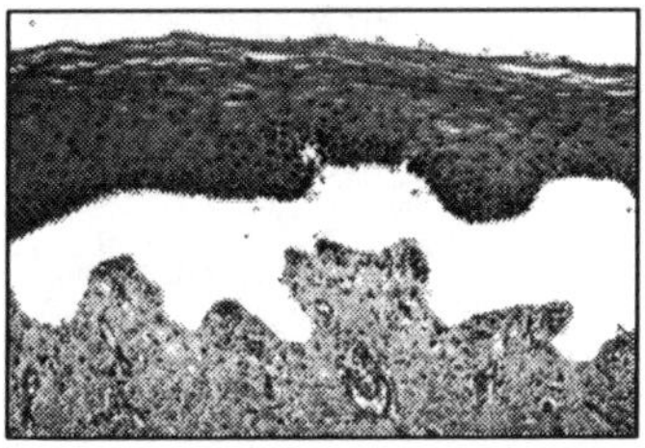

Abb. 26 Mikroskopische Untersuchung eines Schleimhautpemphigoids mit intakten Basalzellen und subepithelialer Bulla

Der direkte Immunfluoreszenztest (DIF) ist ein spezifischer und empfindlicher Test und gilt als wichtigstes diagnostisches Hilfsmittel für MMP.[53] Die lineare Ablagerung von Immunreaktanten, vor allem IgG, IgA oder Komplementproteinen (C3), entlang der epithelialen/subepithelialen Basalmembranzone einer Schleimhaut ist hochgradig diagnostisch für MMP. Die indirekte Immunfluoreszenz unter Verwendung von salzgespaltener Schleimhaut bietet einen empfindlicheren Test.

Differentialdiagnose:

Pemphigus vulgaris, paraneoplastischer Pemphigus, bullöser Lichen planus, Lichen planus mit desquamativer Gingivitis, Epidermolysis bullosa acquisita, lineare IgA-Krankheit, Erythema multiforme, Aniguna bullosa haemorrhagica können als Differentialdiagnosen herangezogen werden.[55]

Behandlung:[54,55]

In leichten bis mittelschweren Fällen können topische Behandlungen in Form von Mundspülungen (Betamethason 0,5 mg oder Fluticasonpropionat 400 µg in 10 ml Wasser als 3-minütige Spülung) oder Pasten (Clobetasolpropionat in Orabase als 50%ige Mischung) verwendet werden, die entweder direkt oder in einer speziell angefertigten Zahnschiene aufgetragen werden. Die Aufrechterhaltung einer guten Mundhygiene ist ebenfalls ein wichtiger Faktor.

Mit Dapson wurden vielversprechende Ergebnisse erzielt. Da eine längere Anwendung von Dapson eine hämolytische Anämie hervorrufen kann, sollte das Blutprofil des Patienten regelmäßig überprüft werden.

In mittelschweren bis schweren Fällen können auch Immunsuppressiva wie Methotrexat, Azathioprin, Levamisol, Cyclophosphamid und Mycophenolatmofetil als Behandlungsprotokoll eingesetzt werden.

Gepulstes intravenöses Cyclophosphamid, intravenöse Immunglobuline, Plasmapherese und Low-Level-Lasertherapie (LLLT) sind die jüngsten Entwicklungen in der Behandlung von MMP.

4.5 Erythema Multiforme

Einleitung:

Das Erythema multiforme (EM) ist eine akute, rezidivierende, selbstbegrenzte-, entzündliche Schleimhauterkrankung, die sich auf der Haut und häufig auch auf der Mundschleimhaut manifestiert.[56] Der Begriff "multiforme" bedeutet, dass die Hautläsionen verschiedene Formen annehmen können, wie z. B. Makel, Papeln, Bläschen und Bullae. Die klassische Hautläsion zeigt das Vorhandensein einer zentralen Blase oder Nekrose mit konzentrischen Ringen unterschiedlicher Farbe um sie herum, die als typische "Ziel"- oder "Iris"-Läsion bezeichnet wird und pathognomonisch für EM ist.[56] Zwei Hauptformen des Erythema multiforme sind EM minor und EM major.[57] Bei EM minor (EMm) ist nur eine Schleimhaut betroffen und es treten symmetrische kutane Zielläsionen an den Extremitäten auf. Bei EM major (EMM) sind zwei oder mehr Schleimhäute betroffen und die kutanen Läsionen sind recht variabel. In der Vergangenheit wurden die fulminanten Formen von EM als Stevens-Johnson-Syndrom (SJS) und toxische epidermale Nekrolyse [TEN (Lyell-Krankheit)] bezeichnet.[46] Neuere Daten deuten darauf hin, dass sich EM ätiopathogenetisch von den beiden letztgenannten Erkrankungen unterscheidet.

Epidemiologie:

EM minor tritt häufiger bei Patienten zwischen 20 und 40 Jahren auf.[46] Mehr als 20 % der Fälle betreffen Kinder ab 3 Jahren und Jugendliche. Patienten mit rezidivierender EM haben im Durchschnitt 6 Episoden pro Jahr (Spanne 2-24), mit einer mittleren Dauer von 9,5 Jahren; in 20 % der Fälle kam es zu einer Remission. Die Prävalenz der oralen EM minor schwankt zwischen 35 % und 65 % bei Patienten mit Hautläsionen.[56] 70 % der Patienten mit rezidivierender kutaner EM minor wiesen eine orale Beteiligung auf, die aus multiplen, großen, flachen, äußerst schmerzhaften und schwächenden Geschwüren bestand, wobei bei über 20 % die gesamte Mundschleimhaut betroffen war. Die oralen Läsionen betreffen bevorzugt den Zinnoberrand der Lippen und die Wangenschleimhaut, wobei das Zahnfleisch meist verschont bleibt.[56]

Ätiopathogenese:

Das Erythema multiforme ist eine Überempfindlichkeitsreaktion. Die häufigsten auslösenden Faktoren sind Infektionen, insbesondere mit HSV, oder

Arzneimittelreaktionen auf NSAIDS oder Antikonvulsiva. Da es sich um eine Überempfindlichkeitsreaktion handelt, wird das HSV nicht aus den Läsionen kultiviert. Eine rezidivierende EM wird in 65 bis 70 % der Fälle mit einer HSV-Infektion in Verbindung gebracht, und zwar sowohl durch die Anamnese einer HSV-Infektion 1 bis 3 Wochen vor Ausbruch der EM als auch durch die Seropositivität für HSV-Antikörper und den Nachweis von HSV-Antigenen. Etwa 87 % hatten gleichzeitig einen rezidivierenden Herpes labialis (RHL). In 71 bis 81 % der Fälle von rezidivierender EM wurden mit Hilfe von PCR-Techniken HSV-Genprodukte nachgewiesen. Bei nicht rezidivierenden EM sind es bis zu 27 %. Es wird postuliert, dass HSV-Antigene eine T-Zell-vermittelte verzögerte Überempfindlichkeitsreaktion auslösen, die Interferon-c erzeugt, wobei das verstärkte Immunsystem weitere T-Zellen in das Gebiet rekrutiert. Zytotoxische T-Zellen, natürliche Killerzellen und/oder Zytokine zerstören die Epithelzellen.[46]

HLAB62 -wird in hohem Maße bei Patienten mit rezidivierendem EM minor und auch bei Patienten mit rezidivierender HSV-Infektion gefunden. Einige Arzneimittel, Lebensmittelallergien, Hepatitis-B-Virus- und -Epstein-Barr-Virus-Infektionen, Infektionen mit Coxsackieviren, Mumps, Streptokokken und Mykoplasmen (Eaton-Erreger), Kokzidioidomykose, Candida, Histoplasma, Yersinia, Strahlung (vor allem ultraviolette [UV]), Dermatomyositis, Lepra, Krankheiten wie Lupus erythematodes, Darmerkrankungen, Wegener-Granulomatose, Nierenkarzinom, physikalische Einwirkungen (Köbner-Phänomen) und akuter Alkoholismus werden als ätiologische Faktoren genannt.[56]

Klinische Merkmale:

Die Hautläsionen treten rasch innerhalb weniger Tage auf und beginnen als rote Flecken, die sich ausbreiten. Sie beginnen vor allem an den Händen (Abb. 27)[46] und wandern in symmetrischer Verteilung zentral zum Rumpf.[46] Am häufigsten sind die oberen Extremitäten, das Gesicht und der Hals betroffen. Die Hautläsionen können mehrere Formen annehmen - daher die Bezeichnung "multiforme". Die klassische Hautläsion besteht aus einer zentralen Blase oder Nekrose mit konzentrischen Ringen unterschiedlicher Farbe um sie herum, die als typische "Ziel"- oder "Iris"-Läsion bezeichnet wird und pathognomonisch für EM ist, bekannt als Bullauge[57] ; Varianten werden als "atypische Ziel"-Läsionen bezeichnet. Die Haut kann sich juckend und brennend anfühlen. Eine postinflammatorische Hyperpigmentierung ist bei dunkelhäutigen Menschen häufig und kann durch Sonneneinstrahlung verschlimmert werden. Genitalien und Augen sind in 25 % bzw. 17 % der Fälle betroffen.

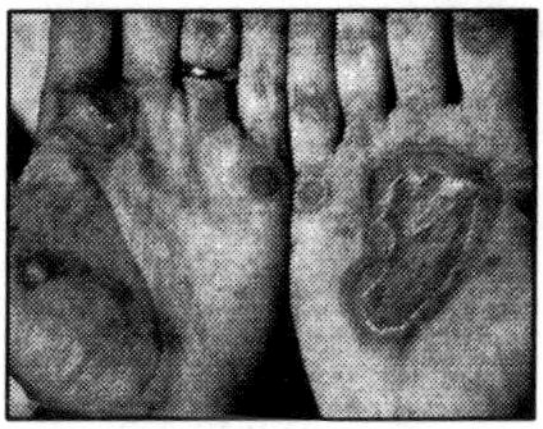

Abb.27 Erythema multiforme mit Zielläsionen der Haut an der Hand

Orale Manifestationen - (Abb. 28 & 29)[46]

Orale Läsionen finden sich bei 23 % bis 70 % der Patienten mit rezidivierendem EM. Die am häufigsten betroffenen Stellen sind die Lippen (36 %), die Wangenschleimhaut (31 %), die Zunge (22 %) und die Lippenschleimhaut (19 %). Die ersten oralen Läsionen zeigen sich in Form von ödematösen und erythematösen makulösen Läsionen der Lippen und der Wangenschleimhaut. Fortgeschrittene Läsionen zeigen sich als multiple vesikulobullöse Läsionen, die schließlich zusammenbrechen und eine Pseudomembran bilden. Geschwollene Lippen zusammen mit den typischen blutigen, verkrusteten Läsionen sind das Kennzeichen der EM. Intakte Bläschen sind selten zu sehen und brechen schließlich auf und bilden unregelmäßige ulzerative Läsionen. Zwar können auch targetoide Läsionen an der Lippe auftreten, doch sind sie selten intraoral zu sehen. Bei weiterem Fortschreiten der Krankheit können jedoch alle Schleimhäute betroffen sein, auch das Epithel des Tracheobronchial- oder Gastrointestinaltrakts. EMM weist im Vergleich zu EMm größere orale Läsionen auf, und in mehr als 50 % der Fälle können ulzerative Läsionen mehrerer Schleimhäute auftreten. Konstitutionelle Merkmale wie Trismus, Dysarthrie, Dysphonie und/oder Dysphagie können ebenfalls auftreten. In den meisten Fällen heilen die oralen Läsionen ohne Narbenbildung ab, gelegentlich können jedoch auch hyperkeratotische Plaques, gemischt mit erythematösen Bereichen, beobachtet werden.[46,57]

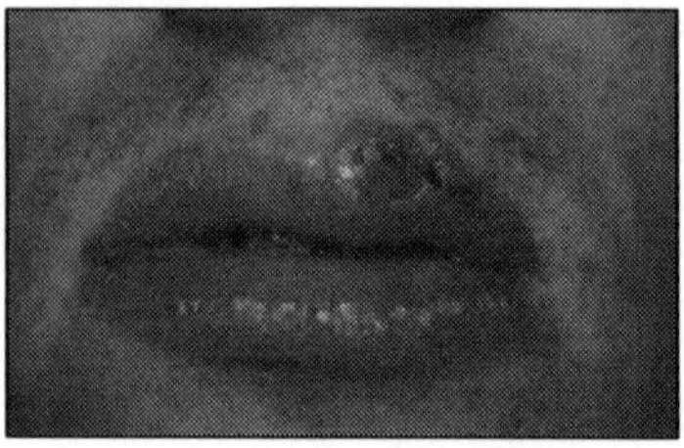

Abb.28 Frühe vesikuläre Läsionen entwickeln sich nach einer Episode von rezidivierendem Herpes labialis zu einem Erythema multiforme

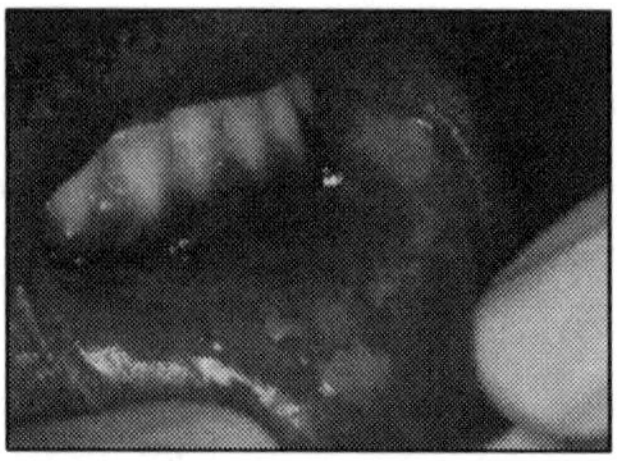

Abb. 29 Intraorale Darstellung eines Erythema multiforme

Die Diagnose:

EM-Läsionen weisen in der Regel die folgenden Merkmale auf:[57]

- Die akute Natur der Läsionen (oder die wiederkehrende Natur)
- Orale Läsionen mit Vorliebe für Lippen und vordere Mundschleimhaut
- Pleomorphe Präsentation von Haut- und anderen Läsionen

Histopatholgie: Die histopathologische Veränderung von EM minor ist das Absterben von Epidermiszellen, das als "Satellitenzellnekrose" bezeichnet wird und den apoptotischen Zelltod imitiert. Als Auslöser der Apoptose wurde Perforin, ein -Granulat aus natürlichen Killerzellen, vorgeschlagen.

Differentialdiagnose:

Primäre herpetische Gingivostomatitis (HSV), autoimmune vesikulobullöse Erkrankungen wie Pemphigus und Pemphigoid, rezidivierende aphthöse Ulzera können als Differentialdiagnose gestellt werden.[56]

Behandlung:

Bevor zu einer Behandlung geraten wird, sollten mögliche Ursachen wie Medikamente, Ernährung, Infektionen oder systemische Krankheiten ermittelt und beseitigt werden. Der prophylaktische und therapeutische Einsatz von Aciclovir bei HAEM (Herpes-assoziiertes EM) ist eine gängige Methode. HSV-Läsionen können dem Auftreten von Zielläsionen um 2-17 Tage vorausgehen, und eine intermittierende Therapie mit Aciclovir in einer Dosierung von 200 mg zweimal täglich über 5 Tage, beginnend mit der ersten Aura einer HSV-Infektion (d. h. lokales Kribbeln und Brennen), kann die Symptome von EM verhindern und minimieren. Bei Patienten mit rezidivierenden EM im Zusammenhang mit HSV hat sich eine Suppressivbehandlung mit Aciclovir (400 mg zweimal täglich über 6 Monate) ebenfalls als wirksam erwiesen, um ein erneutes Auftreten zu verhindern. Antiherpesmedikamente der neueren Generation wie Valacyclovirhydrochlorid und Famciclovir sind ebenfalls für eine intermittierende und unterdrückende Therapie geeignet. Eine symptomatische Therapie mit Antiseptika, Antihistaminika und Analgetika wird empfohlen, da EM selbstlimitierend ist-. -Die orale Psoralen plus -UVA-Therapie (PUVA) hat sich als ebenso wirksame Behandlung erwiesen. Die orale PUVA-Therapie umfasst Methoxsalen und die Bestrahlung von Händen und Füßen oder des gesamten Körpers mit -UVA-Strahlen in einem regelmäßigen Zeitplan von drei Behandlungen pro Woche. Der Einsatz von topischen und systemischen Kortikosteroiden ist umstritten. Antimalariamittel (Mepacrin oder Hydroxychloroquin) haben sich gelegentlich als nützlich erwiesen, wenn die Behandlung mit Aciclovir versagte. Azathioprin kann als letztes Mittel zur Unterdrückung eines akuten Anfalls bei Patienten mit schwerer Erkrankung, die auf die anderen Medikamente nicht ansprechen, eingesetzt werden. Wenn diese Behandlung versagt, kann Mycophenolatmofetil empfohlen werden, das sich als wirksames und relativ sicheres Immunsuppressivum bei rezidivierenden EM erwiesen hat.[56]

5.1 Körperdysmorphe Störung

Einleitung:

Das Aussehen des Gesichts ist wichtig für die menschliche Wahrnehmung und Kommunikation. Mit wachsendem Bewusstsein streben die Menschen eine kieferorthopädische Behandlung an, um ihre Ästhetik zu verbessern.[58] Das Diagnostische und Statistische Handbuch Psychischer Störungen (DSM)-1V-TR definiert die Körperdysmorphe Störung (BDD) als einen Zustand, der durch eine übermäßige Beschäftigung mit einem eingebildeten oder geringfügigen Defekt eines Gesichtsmerkmals oder eines bestimmten Körperteils gekennzeichnet ist.[59] BDD ist erkennbar an Angst vor sozialen Situationen, Depressionen, Selbstmordtendenzen und dem Zwang, eine nicht-psychiatrische medizinische oder chirurgische Behandlung zu suchen, um einen eingebildeten Makel an ihrem Aussehen zu verbessern. Morselli war 1886 der erste, der die Dysmorphophobie beschrieb und dokumentierte. Emil Kraepelin beschrieb die Dysmorphophobie 1909 als eine psychische Störung, die zu einer auf Schönheit beruhenden Hypochondrie führt. BDD wurde schließlich 1987 von der American Psychiatric Association im Diagnostic and Statistical Manual of Mental Disorders IV (DSM IV) und in der International Classification of Diseases10 als Störung anerkannt-, wobei die Dysmorphophobie in eine wahnhafte und eine nicht wahnhafte Variante neu definiert wurde.[58]

Epidemiologie:

BDD ist relativ häufig, betrifft 2 % der Allgemeinbevölkerung und bis zu 12 % der Psychiatriepatienten.[59] In einer kürzlich durchgeführten Studie wurde eine Inzidenz von 7,5 % in einer kieferorthopädischen Patientenstichprobe mit einer Inzidenz von 2,9 % in einer allgemeinen Bevölkerungsstichprobe verglichen. BDD beginnt in der Regel in der frühen Adoleszenz, kann sich aber auch schon in der späten Kindheit entwickeln. Sie tritt bei beiden Geschlechtern auf. Phillips und Biby gaben ein Verhältnis von 1,3:1 zwischen Frauen und Männern an, in einer neueren Studie wird es mit 1:1 angegeben.[58]

Diagnostische Kriterien:

Leone et al. berichteten über diagnostische Kriterien, die unter[58] angegeben sind:

1. Beschäftigung mit einem eingebildeten Schönheitsfehler-, wenn eine leichte körperliche Anomalie vorliegt, ist die Besorgnis der Person deutlich übertrieben

2. Die Besorgnis verursacht klinisch signifikanten Stress oder Beeinträchtigungen im sozialen, beruflichen oder anderen wichtigen Bereichen des Lebens; und

3. Die Besorgnis lässt sich nicht besser durch eine andere psychische Störung erklären (z. B. Unzufriedenheit mit der Körperform und -größe bei Anorexia nervosa)

Ätiologie:

Neurobiologische Faktoren - Eine gestörte Serotonin- und Dopaminaktivität wirkt sich auf die Ätiologie von BDD aus, wie die Tatsache zeigt, dass die Betroffenen positiv auf Medikamente reagieren, die den Spiegel dieser Neurotransmitter verändern. Neurale Verletzungen der frontotemporalen Region des Gehirns können ebenfalls zu BDD-Symptomen führen.[59]

Psychologische Faktoren - Begründungen aus der Sicht der Psychoanalyse deuten auf tief verwurzelte -Konflikte im Unterbewusstsein in Bezug auf Sexualität und Emotionen, die Projektion von Schuldgefühlen und Minderwertigkeitsgefühlen gegenüber bestimmten Körperteilen hin. Es gibt auch Begründungen dafür, dass sich diese Störung aus einem komplexen Zusammenspiel von kognitiven, emotionalen und verhaltensbezogenen Faktoren entwickelt. Zu den kognitiven Elementen, die bei der Entwicklung und Aufrechterhaltung von BDD eine große Rolle zu spielen scheinen, gehören irrationale Einstellungen zum Körperbild in Bezug auf Perfektion und Symmetrie, die zwanghafte Selbstanalyse im Hinblick auf körperliche Makel und die Bewertung der Mimik anderer als kritisch für das eigene Aussehen. Aus einer Verhaltensperspektive wird angenommen, dass BDD durch die positive Verstärkung von Erscheinungsmerkmalen und soziales Lernen entsteht.[59]

Soziokulturelle Faktoren - Personen, die in einem Haushalt aufgewachsen sind, der abweisend, vernachlässigend, missbräuchlich oder kritisch gegenüber Fragen der Ästhetik und des äußeren Erscheinungsbildes ist, können mit BDD in Verbindung gebracht werden. Ein weiterer wichtiger Faktor für das Auftreten von BDD ist übermäßiges Mobbing in der Schule und auf Spielplätzen.[59]

Symptome und Verhaltensweisen:

Der Betroffene kann über psychische Probleme klagen, die zu schweren Depressionen, Angstzuständen, der Entwicklung anderer Angststörungen, sozialem Rückzug oder völliger sozialer Isolation führen. Kieferorthopäden können auf Patienten mit dieser Störung stoßen. Da diese Patienten psychisch gestört sind, vergrößern sie ihre kleinen Fehler und glauben, dass sie zu hässlich sind. Die häufigsten Fehler im Gesichtsbereich sind: Haare, Nase, Haut, Augen, Zähne, Lippen.

Das übliche Verhalten der Patienten ist[58] :

- Übermäßige vorgefasste Meinungen führen zu persönlicher Unzulänglichkeit
- Anwendung von Strategien wie Tarnung durch Schminken und das Tragen von kaschierender Kleidung
- Fixierung oder Vermeidung von Spiegeln: Für Menschen mit BDD könnte der Blick in einen Spiegel, unabhängig von der Dauer, ein unmittelbarer Auslöser für eine abnorme Verarbeitungsweise und damit verbundenen Stress sein, und dass sich diese Assoziation aus früheren exzessiven Blicken in den Spiegel entwickelt hat
- Unfähigkeit, eigene Fotos oder Spiegelungen in Türen, Fenstergläsern usw. zu sehen.
- Die Patienten meiden möglicherweise gesellschaftliche Zusammenkünfte oder stellen sich unter Hausarrest. In extremen Fällen können sie sogar Selbstmord begehen

Die Patienten können[58] anzeigen:

- Frustration über diejenigen, die den Fehler nicht erkennen können
- Besessenheit von der wahrgenommenen Wirkung, z. B. durch Anfassen oder Messen
- Sozialer Boykott - der Patient beginnt, soziale Zusammenkünfte zu meiden, wie häufiges Fernbleiben von der Schule
- Übermäßiges Sammeln von Informationen über den Defekt
- Feusner et al. berichteten, dass Personen mit BDD Anomalien bei der Identifizierung von Gesichtern mit emotionalen Ausdrücken aufweisen

Ursachen[58] :

- Biologisch: Es gibt eine Hypothese über einen Mangel an Serotonin. Serotonin ist einer der Neurotransmitter des Gehirns, der an Stimmung und Schmerz beteiligt ist
- Genetisch bedingt: Etwa 20 % der BDD-Patienten haben einen -Verwandten ersten Grades-, z. B. einen -Elternteil, ein Kind oder ein Geschwisterkind, das -ebenfalls an dieser Krankheit leidet.
- Die Persönlichkeit: Bestimmte Persönlichkeitsmerkmale wie Neurotizismus, Perfektionismus, Introvertiertheit, Empfindlichkeit gegenüber Ablehnung, mangelndes Durchsetzungsvermögen oder eine schizoide oder vermeidende Persönlichkeit machen jemanden anfälliger für die Entwicklung von BDD
- Umwelt: Der Druck der Medien kann zum Auftreten von BDD beitragen, z. B. führt der Wunsch, wie ein Glamour-Model auszusehen, zu unrealistischen Erwartungen. Diese Fälle sind für den Kieferorthopäden schwer zu behandeln
- Hänseleien oder Kritik könnten bei Personen, die genetisch oder umweltbedingt dazu veranlagt sind, eine wichtige Rolle spielen.

Gründe für Patienten, die eine kieferorthopädische Behandlung wünschen - Asymmetrie des Kinns, unästhetisches Lächeln, Mangel im oberen Mittelgesicht, Asymmetrie beim Lächeln, anhaltende unerklärliche Zahnschmerzen

Behandlung:

Pharmakologisch:

Selektive Serotonin-Wiederaufnahmehemmer wie Fluoxetin, Paroxetin, Clomipramin, Fluvoxamin usw. müssen in höherer Dosierung und meist über einen längeren Zeitraum eingenommen werden.[58]

Kognitive Verhaltenstherapie:

Bei dieser Form der Behandlung erstellt der Patient eine Hierarchie dieser Symptome und führt während der Behandlung ein Körperbild-Tagebuch, was eine Expositionstherapie zur Überwindung des Selbstbewusstseins -und zur Verringerung des Kontrollverhaltens darstellt.[58]

Chirurgie:

Die Rolle der Chirurgie bleibt umstritten. Der Patient ist selten mit der Operation zufrieden, da der Defekt meist eingebildet und eher emotional als physisch ist[58]

6.1 Wiederkehrender Herpes labialis

Einleitung:

Eine Viruserkrankung der Mundhöhle ist eine infektiöse Pathologie, die das orale Gewebe betrifft. Viruserkrankungen können durch die Zerstörung von Zellen oder als Folge einer Immunreaktion auf virale Proteine auftreten. Typisch für Virusinfektionen sind das plötzliche Auftreten und die Assoziation einzelner oder mehrerer Blasen oder Ulzerationen. Bei Virusinfektionen werden begleitende allgemeine Symptome wie Fieber, Unwohlsein und Lymphadenopathie beobachtet. Diese Infektionen werden auch mit der Entwicklung und dem Fortschreiten von Parodontalerkrankungen in Verbindung gebracht. Bestimmte Virusinfektionen werden mit der Bildung von Tumoren in Verbindung gebracht, so dass in der zahnärztlichen Praxis eine frühzeitige Meldung und Überweisung zur Behandlung oraler Erkrankungen unerlässlich ist. Orale Manifestationen von Virusinfektionen können sich wie folgt darstellen;

- Vorläufiges Anzeichen einer Krankheit,
- Wichtiges -Kosymptom einer Viruserkrankung, oder
- Einziges Zeichen, das bei einer solchen Viruserkrankung beobachtet wird [60]

Herpes Simplex Infektion

HSV gehört zur Gruppe der Herpesviridae und ist ein bedeutendes pathogenes Virus, das bekanntermaßen Schleimhauterkrankungen in der Mundhöhle und im Genitalbereich verursacht. HSV1 -und 2 sind die beiden Haupttypen von Herpesviren, die sich durch die verschiedenen Antikörper unterscheiden lassen. HSV1 ist -bekannt dafür, dass eine signifikante Assoziation mit Racheninfektionen, Meningoenzephalitis und Dermatitis oberhalb der Gürtellinie besteht, während HSV2 -mit Infektionen im Genital- und Analbereich in Verbindung gebracht wird. Herpetische Infektionen, die sich sekundär zu Speichelkontaminationen an den Fingern entwickeln, werden als herpetischer Weißfluss bezeichnet.[60]

Wiederkehrende Herpes Simplex Infektion

Pathogenese und Latenzzeit:[60]

Bei einer Reaktivierung des HSV im Trigeminusganglion kommt es zu einer rezidivierenden Herpes-simplex-Infektion. Bedingungen wie Alter, Sonneneinstrahlung oder Kälte, Trauma, körperlicher oder emotionaler Stress, Müdigkeit, Schwangerschaft, Immunsuppression, Fieber, Menstruation, systemische Erkrankungen oder Malignität können eine Reaktivierung des Virus verursachen, die zu einer rezidivierenden Herpes-simplex-Infektion führt. Die übliche Inkubationszeit beträgt 3-9 Tage.

Prävalenz:

Die Prävalenz von Herpes labialis nimmt in der Kindheit allmählich zu und liegt bei 70 bis 80 % der Erwachsenen weltweit. Bei 20 bis 40 % der Weltbevölkerung kommt es zu einem Herpesrezidiv.[61]

Klinische Merkmale:

Rezidivierende Läsionen können an der primären Inokulationsstelle oder in den angrenzenden Bereichen des Oberflächenepithels auftreten, das von einem betroffenen Nervenganglion versorgt wird. Der rezidivierende Herpes labialis (RHL) ist die häufigste Form der rezidivierenden Herpes-simplex-Infektion.[60] RHL tritt häufig am Zinnoberrand oder an der Haut der Ober- und/oder Unterlippe auf und wird auch als Lippenherpes, Fieberbläschen oder Nachtfieber bezeichnet (Abb. 30).

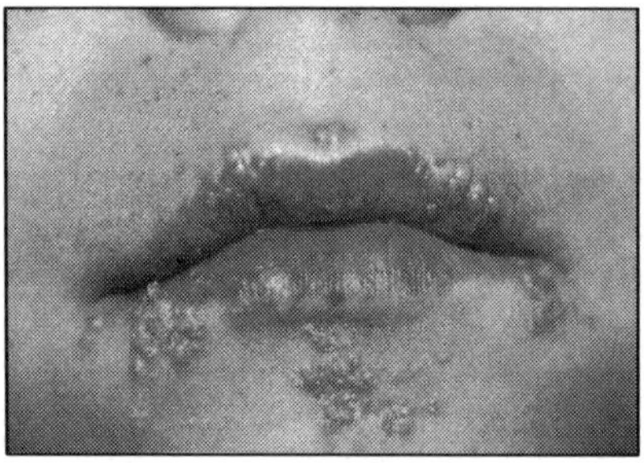

Abb. 30 Rezidivierende Herpes-labialis-Läsionen

Wiederkehrende HSV-Infektionen an den Lippen und keratinisierten Mundschleimhautbereichen wie Gaumen und Gingiva. Eine rezidivierende intraorale herpetische Läsion kann an jeder Stelle der Mundschleimhaut auftreten und wird in der Regel bei immungeschwächten Personen beobachtet. Wiederkehrende HSV-Infektionen können Episoden eines Erythema multiforme auslösen. Wiederkehrende intraorale herpetische Läsionen treten häufiger bei fortgeschrittenem AIDS,

Transplantationspatienten und Krebspatienten auf, die eine Chemotherapie oder immunsuppressive Medikamente erhalten. Rezidivierende HSV-Läsionen bei immunkompetenten Patienten können als große Geschwüre auftreten, die unbehandelt die Lippen-, Genital- oder Rektumschleimhaut befallen können. Diese Läsionen können sich ausbreiten und eine generalisierte Infektion verursachen.[60]

Verwaltung:

Wiederkehrende herpetische Läsionen werden in der Regel mit topischen antiviralen Medikamenten behandelt. Topisches Penciclovir reduziert die Dauer und die Schmerzen rezidivierender Läsionen um 1-2 Tage. Den Patienten wird empfohlen, 4 Tage lang alle 2 Stunden im Wachzustand Penciclovir auf die betroffene Stelle aufzutragen. Topisches Aciclovir ist ebenfalls erhältlich und verkürzt die Dauer rezidivierender Herpesläsionen um 12 Stunden. Topisches Aciclovir wird auch bei rezidivierenden Herpesinfektionen empfohlen und ist in der Regel wirksam, wenn die Läsionen während der Prodromalsymptome begonnen haben. Die orale oder intravenöse Verabreichung von Aciclovir ist in der Regel bei immunkompetenten Patienten wirksam. Valacyclovir sollte bei immunkompetenten Patienten wegen des potenziellen Risikos eines hämolytisch-urämischen Syndroms mit Vorsicht angewendet werden. [60]

Die photodynamische Therapie (PDT) ist eine selektive und nichtinvasive Therapie, die auch bei Transplantations- und Onkologiepatienten eingesetzt wird. Sie besteht aus der Kombination eines chromophoren Wirkstoffs, z. B. Methylenblau, in einer bestimmten Konzentration mit monochromatischem Laserlicht einer bestimmten Wellenlänge. Der Photosensibilisator (Methylenblau) absorbiert sichtbares Laserlicht bei einer geeigneten Wellenlänge (660 nm) vom Grundzustand bis zum Singulett-Zustand, der eine kurze Haltbarkeit hat. Von dort aus kann der Photosensibilisator Energie durch nicht-radioaktive, radioaktive (Phosphoreszenz) Prozesse verlieren oder reaktive Sauerstoffspezies (ROS) durch zwei Mechanismen erzeugen: entweder durch Elektronenübertragung, wobei freie Radikale entstehen (Typ-I-Reaktionen), oder durch die Übertragung von Energie auf molekularen Sauerstoff, wobei Singulett-Sauerstoff entsteht (Typ-II-Reaktionen). Die Läsionen des Herpes labialis sind rezidivierend und verursachen Schmerzen, und die vollständige Remission dauert bis zu 15 Tage. Die Behandlung mit Aciclovir lindert die schmerzhaften Symptome, führt jedoch zu einer viralen Resistenz und verhindert nicht das Wiederauftreten der Läsionen. Es ist bekannt, dass eine antimikrobielle PDT (aPDT) die Zeit der Remission verkürzt.[61]

6.2 Chronische Parodontalerkrankungen

Parodontalerkrankungen sind als multifaktorielle Infektionskrankheiten bekannt, die durch sichtbare oder unansehnliche Entzündungen, spontanes oder induziertes Zahnfleischbluten unterschiedlichen Schweregrades, die Bildung von Zahnfleischtaschen im Zusammenhang mit dem Verlust von Knochenanlagerungen und Alveolarknochen sowie durch Zahnmobilität gekennzeichnet sind und zu Zahnverlust führen können.[62] Psychologischer Stress wird mit der Anforderung in Verbindung gebracht, die die eigene Anpassungsfähigkeit übersteigt, und tritt auf, wenn ein Individuum wahrnimmt, dass die Anforderungen der Umwelt seine Anpassungsfähigkeit überfordern.[63] Stress ist ein Risikofaktor für eine Parodontalerkrankung (Flussdiagramm 5).[62]

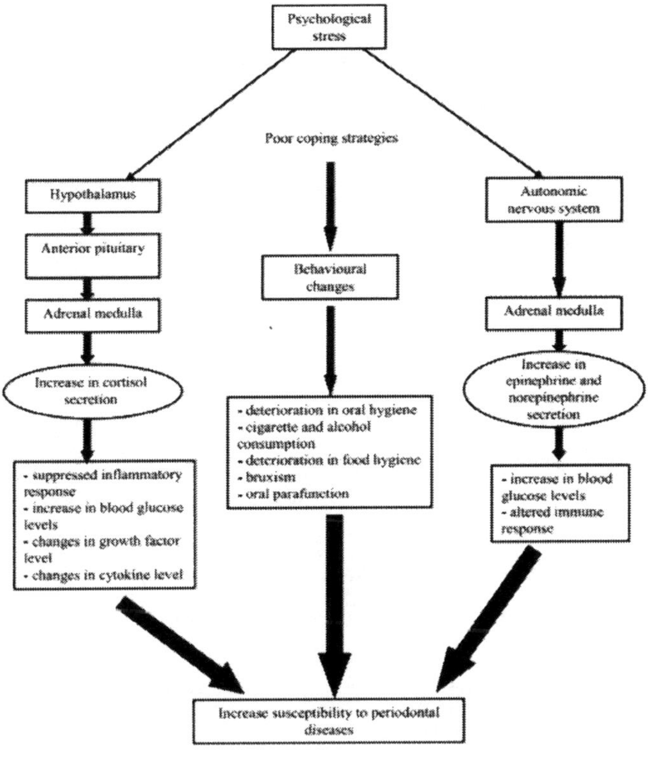

Flussdiagramm 5. Biologische Mechanismen und Verhaltensweisen im Zusammenhang mit Stress und Parodontalerkrankungen

Es gibt 2 besondere Bedingungen, die mit dem Zahnhalteapparat zusammenhängen, der durch Stress stark beeinträchtigt wird:[63]

- Stress und Aggressive Parodontitis
- Stress und ANUG

- Auswirkungen von Stress auf die Entwicklung und den Schweregrad von Parodontitis:[62]

Die Reaktion der Immunzellen spielt eine entscheidende Rolle bei der Heilung des parodontalen Gewebes, indem sie sowohl eine Infektion der verletzten Stelle verhindert als auch die Reparaturmechanismen vorbereitet und reguliert. Einige Zytokine, Interleukine (IL-1b, IL-6, IL-8) und TNF-a sind an der Produktion phagozytischer Zellen beteiligt, die zur Reparatur der verletzten Stelle und zur Regulierung der Produktion von Fibroblasten und Epithelzellen benötigt werden. Im Falle eines normalen Heilungsprozesses ging die Produktion von Zytokinen, Interleukinen (IL-1b, IL-6, IL-8) und TNF-a deutlich zurück. Bei einer gestressten Person mit Parodontitis ist die Produktionsrate hoch, was zu einem Anstieg der Schwere der parodontalen Schäden führt. Durch die Deregulierung der Entzündungs- und Immunreaktion kann Stress den Gewebeheilungsprozess verändern und die Entwicklung einiger oraler Pathologien wie Parodontitis fördern.

- Auswirkungen von chronischem Stress auf Parodontalerkrankungen:[62]

Die NUG ist die Parodontalerkrankung, die mit den am meisten untersuchten psychosozialen Faktoren in Verbindung gebracht wird. Ein Zusammenhang zwischen NUG und psychogenen Faktoren wie Stress, Angst und Depression wurde in den 1970er Jahren hergestellt. Diese Faktoren prädisponieren für die NUG, indem sie das Bakterienwachstum fördern und/oder die Abwehrkräfte des Wirts verringern. Dieser Rückgang würde über das ANS zu einem erhöhten Spiegel von Kortikosteroiden und Katecholaminen führen. Dies könnte die gingivale Mikrozirkulation und den Speichelfluss verringern und die Ernährung der Prevotella intermedia verbessern. Gleichzeitig bewirken diese Hormone eine Unterdrückung der Leukozyten- und Lymphozytenfunktionen, was wiederum die bakterielle Invasion fördert. Seit 1976 verwendet DeMarco den Begriff "parodontales emotionales Stresssyndrom", um die

Auswirkungen des Stresses, den die am Vietnamkrieg beteiligten Soldaten erlitten haben, auf das Fortschreiten der Parodontalerkrankung zu beschreiben.

6.3 Krebsfeindlichkeit

Angst ist ein unangenehmes Gefühl, und die in der Bevölkerung weit verbreitete Krebsangst kann Auswirkungen auf die Lebensqualität haben. Darüber hinaus hat sich gezeigt, dass Krebsangst mit der Inanspruchnahme von Vorsorgeuntersuchungen und dem Auftreten verdächtiger Symptome zusammenhängt, wobei sowohl motivierende als auch abschreckende Zusammenhänge gefunden wurden. Diese Störung fällt unter die Hypochondriasis. Es handelt sich um eine anhaltende Angst des Patienten, an Krebs erkrankt zu sein. Es wurde festgestellt, dass die Cancerophobie mit Depressionen in Verbindung steht, die genaue Pathogenese ist jedoch unklar. Bei der Cancerophobie handelt es sich um die anhaltende Befürchtung eines Patienten, an Mundkrebs erkrankt zu sein. Es wurde beobachtet, dass dies mit Depressionen in Verbindung steht. Cancerophobie tritt häufig in Verbindung mit dem Syndrom des brennenden Mundes auf. In einer großen Gemeinschaftsstichprobe von 55- bis 64-Jährigen stimmte die Mehrheit der Befragten der Befürchtung zu, an Krebs erkrankt zu sein, was sowohl mit Unbehagen beim Gedanken an Krebs als auch mit häufigen Sorgen verbunden war. Frauen und Menschen mit geringerer Bildung oder aus ethnischen Minderheiten sind überproportional betroffen, unabhängig von Gesundheitszustand und allgemeiner Ängstlichkeit. Da Krebsangst eine unangenehme Emotion ist, die auch das Verhalten zum Schutz vor Krebs beeinflussen kann, ist es wichtig, ihre Ursachen und Folgen besser zu verstehen und Wege zu finden, ihre Auswirkungen auf die Lebensqualität zu minimieren, ohne die Teilnahme an der Krebsprävention zu untergraben.[1,3,64]

6.4 Wahnhafte Halitosis

Einleitung:

Halitosis ist ein Begriff, der schlechte oder unangenehme Gerüche aus der Mundhöhle oder außerhalb der Mundhöhle beschreibt.[65] Fetor ex-ore, fetor oris, Mundgeruch und Mundgeruch beziehen sich alle auf unangenehme Gerüche in der Ausatemluft. Halitosis-bildende Gase sind größtenteils flüchtige Schwefelverbindungen (Volatile Sulfur Compounds, VSCs). Diese Gase sind Schwefelwasserstoff, Methylmercaptan und Dimethylsulfid. Nicht nur VSCs spielen eine Rolle bei der Bildung von Halitosis, gleichzeitig sind auch flüchtige aromatische Verbindungen wie Indol, Skatol, organische Säuren wie Essigsäure, Propionsäure und Amine wie Cadaverin und Putrescin an der Bildung von Halitosis beteiligt. Halitosis wird in 2 Gruppen eingeteilt: wahnhafte (Pseudohalitosis, Halitophobie) und echte Halitosis.[66]

Pseudohalitosis: Bei Pseudohalitosis klagt der Patient über Mundgeruch, aber der Mundgeruch des Patienten wird von anderen nicht wahrgenommen und die Halitosis-Diagnose kann nicht objektiv gestellt werden.

Halitophobie: Es handelt sich um die Angst, dass der Atem des Patienten von anderen Menschen als unangenehm empfunden wird. Bei Halitophobie ist der Patient besorgt, dass er ständig Mundgeruch hat. Der Patient glaubt, dass der Mundgeruch trotz der Behandlung anhält. Halitophobie, die als psychosomatische Störung im Zusammenhang mit der Zahnmedizin bewertet wird, betrifft mindestens 0,5-1 % der erwachsenen Bevölkerung. Zahnärzte sind in der Lage, Pseudohalitose zu heilen, aber Psychologen müssen halitophobische Patienten behandeln.

Behandlung:

Die Gewährleistung einer angemessenen Mundhygiene ist das wichtigste Element bei der Behandlung von Mundgeruch. Zu den Behandlungsmethoden gehören die chemische und mechanische Reduzierung der Mikroorganismenmenge, Produkte, die den Geruch maskieren, und die chemische Neutralisierung von VSCs. Das Hauptziel der antimikrobiellen Therapie ist die Reduzierung der proteolytischen, anaeroben Flora auf der Zungenoberfläche. Das Behandlungsmanagement sollte Komponenten wie einen Zungenschaber zur Reduzierung der mechanischen Belastung und eine antimikrobielle Mundspülung zur Reduzierung der chemischen Belastung umfassen. Häufig verwendete antimikrobielle Mundspülungen sind Chlorhexidin (CHX), ätherische Öle, Triclosan und Cetylpyridiniumchlorid (CPC), Metallionen und Oxidationsmittel. Der Goldstandard CHX ist auch für Mundspülungen zur Behandlung von Mundgeruch zugelassen. Die kombinierte Anwendung von CHX und CPC führte sowohl zu einer Verringerung der aeroben und anaeroben Bakterienlast als auch zu einem weiteren Rückgang der VSC-Werte. Die tägliche Einnahme von Tabletten mit dem Probiotikum Lactobacillus salivarius WB 21 kann dazu beitragen, die mit Mundgeruch verbundenen Faktoren zu kontrollieren.[66]

Referenzen

1. Kumar NN, Panchaksharappa MG, Annigeri RG. Psychosomatische Störungen: Ein Überblick für Oralmediziner. Journal of Indian Academy of Oral Medicine and Radiology. 2016 Jan 1;28(1):24.

2. Dhimole A, Bhasin N, Pandya D, Dwivedi N, Nagarajappa AK. Psychosomatische Störungen, die den Mund betreffen: eine kritische Übersicht. Journal of Advances in Medicine and Medical Research. 2016 Mar 14:1-9

3. Chaithra Kalkur, et al. ""From Brain to Dentistry": Oral Psychosomatic Disorders-A Review". EC Dental Science 18.6 (2019): 1189-1196.

4. Nisar H, Srivastava R. Grundlegendes Konzept der psychosomatischen Störungen: ein Überblick. International Journal of Contemporary Medicine Surgery and Radiology. 2017;3(1):12-8.

5. Suman S, Ankit S, Tulsi S. Wirkung psychosomatischer Faktoren bei Mundkrankheiten. International Journal of Clinical Preventive Dentistry. 2014;10(2):51-4.

6. Shamim T. Die psychosomatischen Störungen in der zahnärztlichen Praxis mit überarbeiteter Klassifizierung der Arbeitstypen. The Korean journal of pain. 2014 Jan;27(1):16.

7. Tripathi RM, Seth P, Awasthi P, Bhattacharya A, Bajpai AK, Thahriani A. Psychosomatische Störungen in der Mundhöhle: A.

8. Dr. Rhea Reji, D. V. (2017). Myofasziales Schmerzdysfunktionssyndrom: A Revisit. IOSR Journal of Dental and Medical Sciences (IOSR-JDMS*)* , 13-21.

9. Garg AK, Jain S, Gupta S, Gupta V. Myofascial Pain Dysfunction Syndrome: An Overview. pain.;2:3.

10. Nabhan AB. Das Rätsel des myofaszialen Schmerz-Dysfunktions-Syndroms - ein Überblick über die Literatur. Asian Pacific Journal of Health Sciences. 2018 Mar 30;5(1):13-9.

11. Bhandarkar P, Kashyap RR, Rao PK, Kini R. Myofascial Pain Dysfunction Syndrome: A Review. chart.;1:2.

12. Khan M, Nishi SE, Hassan SN, Islam M, Gan SH. Trigeminusneuralgie, Glossopharyngeusneuralgie und myofasziales Schmerzdysfunktion-Syndrom: Eine Aktualisierung. Pain Research & Management. 2017 Jul 30.

13. Budhraja N, Shenoi SR, Choudhary A, Ingole P, Kolte V, Bang K. Überblick über das myofasziale Schmerzdysfunktion-Syndrom.

14. Babu NA, Sankari SL, Malathi L. Myofaziales Schmerzdysfunktionssyndrom - ein Überblick. Biomedizinische und Pharmakologie Journal. 2016 Aug 21;9(2):875-6.

15. Garg AK, Jain S, Gupta S, Gupta V. Myofascial pain dysfunction syndrome: An overview. stress. 2013 Jul;4:6.

16. Suryakant C. Deogade Girish Nazirkar. Übersichtsartikel - Okklusale Schienentherapie. Internationale Zeitschrift für zahnärztliche Praxis und medizinische Wissenschaften. 2013 Apr 1(2):72-83

17. Issrani R, Prabhu N, Mathur S. Atypische Gesichtsschmerzen und atypische Odontalgie: Eine kurze Übersicht. International Journal of Contemporary Dental & Medical Reviews. 2015;2015.

18. Weiss AL, Ehrhardt KP, Tolba R. Atypische Gesichtsschmerzen: eine umfassende, evidenzbasierte Übersicht. Aktuelle Schmerz- und Kopfschmerzberichte. 2017 Feb 1;21(2):8.

19. Clarkson E., Jung E. Atypische Gesichtsschmerzen. Dental Clinics. 2020 Jan 1;64(1):249-53.

20. Zakrzewska JM. Chronische/anhaltende idiopathische Gesichtsschmerzen. Neurosurgery Clinics. 2016 Jul 1;27(3):345-51.

21. Benoliel R, Gaul C. Anhaltende idiopathische Gesichtsschmerzen. Cephalalgia. 2017 Jun;37(7):680-91.

22. Ray S, Banu P, Goswami S, Sanyal R, Basu SM. Phantomzahnschmerz: Der atypische Gesichtsschmerz. Indian Journal of Pain. 2015 Sep 1;29(3):124.

23. Takenoshita M, Miura A, Shinohara Y, Mikuzuki R, Sugawara S, Tu TT, Kawasaki K, Kyuragi T, Umezaki Y, Toyofuku A. Clinical features of atypical odontalgia; three cases and literature reviews. BioPsychoSocial Medicine. 2017 Dec;11(1):1-5.

24. Saguchi AH, Yamamoto ÂT, Cardoso CD, Ortega AD. Atypische Odontalgie: Pathophysiologie, Diagnose und Behandlung. BrJP. 2019 Dec;2(4):368-73.

25. Teruel A, Patel S. Das Syndrom des brennenden Mundes: ein Überblick über Ätiologie, Diagnose und Behandlung. General Dentistry. 2019;67(2):24.

26. Vellappally S. Das Syndrom des brennenden Mundes: Ein Überblick über die ätiopathologischen Faktoren und die Behandlung. J Contemp Dent Pract. 2016 Feb 1;17(2):171-6.

27. Jääskeläinen SK, Woda A. Syndrom des brennenden Mundes. Cephalalgia. 2017 Jun;37(7):627-47.

28. Sadat SA, Chowdhury NM, Baten RB. Das Syndrom des brennenden Mundes: Eine Übersicht. Journal of Bangladesh College of Physicians and Surgeons. 2016;34(3):151-9.

29. Patil RG, Singh U, Moger G, Thankappan S. Burning-Mouth-Syndrom: Eine Übersicht. Journal of Indian Academy of Oral Medicine and Radiology. 2017 Jan 1;29(1):25.

30. Javali MA. Das Syndrom des brennenden Mundes: eine rätselhafte Erkrankung. Kathmandu University Medical Journal. 2013;11(2):175-8.

31. Veerabhadrappa SK, Chandrappa PR, Patil S, Roodmal SY, Kumarswamy A, Chappi MK. Bewertung der Xerostomie bei verschiedenen psychischen Störungen: eine Beobachtungsstudie. Zeitschrift für klinische und diagnostische Forschung: JCDR. 2016 Sep;10(9):ZC24.

32. Kubbi JR, Reddy LR, Duggi LS, Aitha H. Xerostomie: ein Überblick. Journal of Indian Academy of Oral Medicine and Radiology. 2015 Jan 1;27(1):85.

33. Swager LW, Morgan SK. Psychopharmaka-induzierte Mundtrockenheit: Übersehen Sie diese potenziell ernste Nebenwirkung nicht. Current Psychiatry. 2011 Dec;10(12):54-8.

34. Rhodus NL, Grover S, Singh A. Xerostomie und Depression.

35. Ambaldhage VK, Puttabuddi JH, Nunsavath PN, Tummuru YR. Geschmacksstörungen: Eine Übersicht. Journal of Indian Academy of Oral Medicine and Radiology. 2014 Jan 1;26(1):69.

36. Su N, Ching V, Grushka M. Taste disorders: a review. J Can Dent Assoc. 2013 Jan 1;79:d86.

37. Moharir AN, Lalitha A, Waghmare S, Anuradha B, Savitha B. Bruxismus: Diagnose und Behandlung.

38. Veiga N, Ângelo T, Ribeiro O, Baptista A. Bruxismus - Literaturübersicht. Int J Dent Oral Health. 2015;1(5):1-5.

39. Murali RV, Rangarajan P, Mounissamy A. Bruxismus: Konzeptuelle Diskussion und Überprüfung. Journal of pharmacy & bioallied sciences. 2015 Apr;7(Suppl 1):S265.

40. Bhatia SK, Goyal A, Kapur A. Habituelles Beißen auf die Mundschleimhaut: Ein konservativer Behandlungsansatz. Contemporary Clinical Dentistry. 2013 Jul;4(3):386.

41. Anura A. Traumatische Läsionen der Mundschleimhaut: ein kurzer Überblick und ein klinisches Update. Oral Health Dent Manag. 2014 Jun;13(2):254-9.

42. Gupta S, Jawanda MK. Oraler Lichen planus: Ein Update zu Ätiologie, Pathogenese, klinischer Präsentation, Diagnose und Management. Indian Journal of Dermatology. 2015 May;60(3):222.

43. Maheswari TU, Chaudhary M. Management von oralem Lichen Planus auf der Grundlage der bestehenden klinischen Praxisrichtlinien. Journal of Indian Academy of Oral Medicine and Radiology. 2020 Jul 1;32(3):284.

44. Krupaa RJ, Sankari SL, Masthan KM, Rajesh E. Oraler Lichen planus: Ein Überblick. Journal of pharmacy & bioallied sciences. 2015 Apr;7(Suppl 1):S158.

45. Hasan S, Ahmed S, Kiran R, Panigrahi R, Thachil JM, Saeed S. Oraler Lichen planus und damit verbundene Komorbiditäten: Ein Ansatz für ganzheitliche Gesundheit. Journal of Family Medicine and Primary Care. 2019 Nov;8(11):3504.

46. Burkit's Oral medicine, 11th edition, Kapitel 4, Rote und weiße Läsionen der Mundschleimhaut

47. Shirke KJ, Pathak J, Swain N, Patel S, Patel T, Jain M. Oral Lichen Planus-A Brief Review on Treatment Modalities. J Contemp Dent 2018;8(3):137-143.

48. Sharma D, Garg R. Ein umfassender Überblick über aphthöse Stomatitis, ihre Arten, Behandlung und Behandlungsmöglichkeiten. J. Dev. Drugs. 2018;7:1000188.

49. Rivera C. Grundlagen der rezidivierenden aphthösen Stomatitis. Biomedical Reports. 2019 Aug 1;11(2):47-50.

50. Namrata M., Abilasha R. Wiederkehrende aphthöse Stomatitis. International Journal of Orofacial Biology. 2017 Jul 1;1(2):43.

51. Hassan SA, Bhateja S. Psoriasis der Mundhöhle - ein Überblick.

52. Rajguru JP, Maya D, Kumar D, Suri P, Bhardwaj S, Patel ND. Aktuelles zur Psoriasis: Eine Übersicht. Journal of Family Medicine and Primary Care. 2020 Jan;9(1):20.

53. Fatahzadeh M, Schwartz RA. Orale Psoriasis: ein übersehenes Rätsel. Dermatology. 2016;232(3):319-25.

54. Hasan S, Jangra J, Choudhary P. Current Update On Mucous Membrane Pemphigoid. Biomedical & Pharmacology Journal. 2017;10(4):1787.

55. Carey B, Setterfield J. Mucous membrane pemphigoid and oral blistering diseases. Klinische und experimentelle Dermatologie. 2019 Oct;44(7):732-9.

56. Shrihari TG, Shetty SR. Erythema multiforme: Eine rätselhafte Läsion!. Indian Journal of Medical and Paediatric Oncology. 2018 Jul 1;39(3):363.

57. Hasan S, Jangra J, Choudhary P, Mishra S. Erythema Multiforme: Ein aktuelles Update. Biomedical and Pharmacology Journal. 2018 Mar 25;11(1):167-70.

58. Ahluwalia R, Bhatia NK, Kumar PS, Kaur P. Körperdysmorphe Störung: Diagnose, klinische Aspekte und Behandlungsstrategien. Indian Journal of Dental Research. 2017 Mar 1;28(2):193.

59. Kumar SS, Kudagi VS, Kaur G. Chasing perfection: Körperdysmorphe Störung und ihre Bedeutung für die Zahnmedizin. Journal of International Oral Health. 2018 Jul 1;10(4):157.

60. Santosh AB, Muddana K. Virale Infektionen der Mundhöhle. Journal of Family Medicine and Primary Care. 2020 Jan;9(1):36.

61. La Selva A, Negreiros RM, Bezerra DT, Rosa EP, Pavesi VC, Navarro RS, Bello-Silva MS, Ramalho KM, Aranha AC, Braz-Silva PH, Fernandes KP. Behandlung von Herpes labialis durch photodynamische Therapie: Studienprotokoll der klinischen Studie (SPIRIT-konform). Medicine. 2020 Mar 1;99(12):e19500.

62. Gunepin M, Derache F, Trousselard M, Salsou B, Risso JJ. Auswirkungen von chronischem Stress auf die parodontale Gesundheit. Journal of Oral Medicine and Oral Surgery. 2018 Jan 1;24(1):44-50.

63. Shah R, Kumbhalwar A, Vyas K, Raval C, Kothari R, Jinwala M. Stress und Parodontalerkrankungen: Ein Überblick. Journal of Advanced Medical and Dental Sciences Research. 2016 May 1;4(3):57.

64. Vrinten C, Van Jaarsveld CH, Waller J, Von Wagner C, Wardle J. The structure and demographic correlates of cancer fear. BMC Cancer. 2014 Dec 1;14(1):597.

65. Bicak DA. Ein aktueller Ansatz zur Behandlung von Halitosis und Mundgeruch - ein Mini-Review. The Open Dentistry Journal. 2018;12:322.

66. Çoban Z, Sönmez I. Halitosis: a review of current literature. Meandros Medical and Dental Journal. 2017 Dec 1;18(3):164.

MIX
Papier | Fördert
gute Waldnutzung
FSC® C083411

Druck:
CPI Druckdienstleistungen GmbH
im Auftrag der
Zeitfracht Medien GmbH
Ein Unternehmen der Zeitfracht - Gruppe
Ferdinand-Jühlke-Str. 7
99095 Erfurt